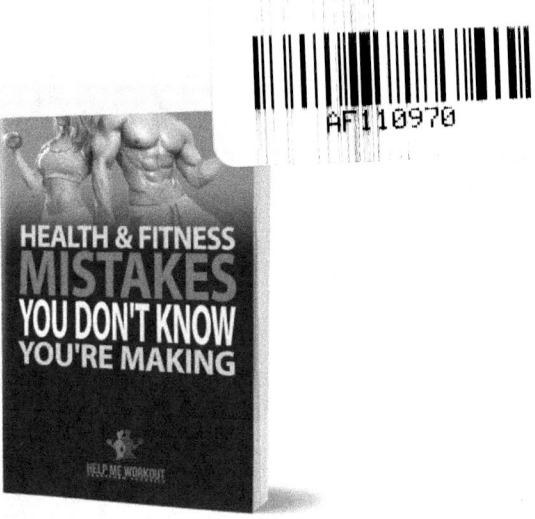

Zusätzlich zu diesem wertvollen Geschenk haben Sie auch die Möglichkeit, unsere neuen Bücher kostenlos zu erhalten, Werbegeschenke zu erhalten und andere wertvolle E-Mails von mir zu erhalten. Besuchen Sie auch hier den Link zur Anmeldung: www.hmwpublishing.com/gift

Ängste Und Panikattacken Stoppen

Der ultimative Leitfaden für Anfänger zur Beendigung und Überwindung von Depressionen, sozialer Angst und negativem Denken.

Von Louise Jiannes

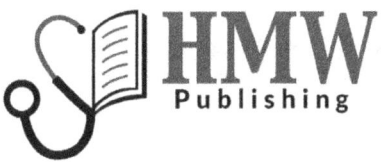

Für weitere tolle Bücher besuchen Sie uns:
HMWPublishing.com

Ein weiteres Buch kostenlos herunterladen

Ich möchte Ihnen für den Kauf dieses Buches danken und Ihnen ein weiteres Buch anbieten (genauso lang und wertvoll wie dieses Buch), "Health & Fitness Errors You Don't Know You't Making", völlig kostenlos.

Besuchen Sie den untenstehenden Link, um sich anzumelden und erhalten Sie ihn: www.hmwpublishing.com/gift

In diesem Buch werde ich die häufigsten Gesundheits- und Fitnessfehler aufschlüsseln, die Sie wahrscheinlich gerade jetzt begehen, und ich werde Ihnen zeigen, wie Sie leicht in die beste Form Ihres Lebens kommen können!

INHALTSVERZEICHNIS

Einführung 8

Kapitel 1: Erste Schritte 12

Wie ist Angst ein Problem? 14

Panikstörung (PD) 18

Soziale Angststörung (SAD) 22

Zwanghafte Zwangsstörung (OCD) 24

Die Ursachen von Angststörungen verstehen 28

Pränatale Umgebung 28

Erfahrungen in der frühen Kindheit 30

Kapitel 2: Bist du sicher, dass es Angst ist? 48

Was wird der Doktor tun? 50

Wie soll ich mit dem Doktor sprechen? 51

Was wird als nächstes passieren? 53

Warten und Sehen 53

Beruhigungsmittel 53

Andere Medikamente 54

Beratung 54

Überweisung an eine Abteilung für psychische Gesundheit 54

Kapitel 3: Umgang mit körperlichen Symptomen .56

Kontrollierte Atmung 57

Progressive Muskelentspannung 61

Reduzieren Sie den Koffeinkonsum 65

Kapitel 4: Praktische Wege zur Überwindung von Angstzuständen 68

Machen Sie eine Pause 68

Akzeptanz 70

Entstörung 73

Machen Sie einige positive Selbstgespräche 76

Sich an körperlichen Aktivitäten beteiligen 80

Untersuchung Ihrer Ernährung 82

Lebensmittel, die Angst lindern. 82

Essen Sie Lebensmittel mit Nährstoffen 84

Essentielle Antioxidantien auf dem Teller 84

Essen Sie die "richtigen Kohlenhydrate", um Ihren Geist zu beruhigen. 86

Lebensmittel, die bei Angstzuständen helfen können 86

Genügend Schlaf bekommen 89

Entspannen Sie Ihre Atmung 91

Meditation 94

Entspannen Sie Ihre Muskeln 96

Achtsamkeit üben 100

Verwandeln Sie Ängste in Inspirationen. 102

Kapitel 5: Aktionsplan I - Umgang mit Angstgedanken 107

Wie fange ich an? 114

Vorbereitung einer Gedankenaufzeichnung 114

Bestimmen Sie die realistischen Gedanken aus ängstlichen Gedanken. 115

Bewertung 116

Kapitel 6: Aktionsplan II - Umgang mit Sorgen 118

Besorgnis erregendes Verständnis 118

Wie können Sie mit der Sorge umgehen? 122

Kapitel 7: Aktionsplan III - Umgang mit Vermeidung 125

Drei Dinge, die Sie für das Management der Vermeidung tun können 128

Schlussworte 130

Fazit 134

Über den Co-Autor 136

Einführung

Dieses Buch, *Ein Selbsthilfe-Ansatz zur Überwindung von Angst: Die Beseitigung von negativem Denken, Unsicherheiten, Sorgen und Depressionen* enthält bewährte Schritte und Strategien, wie man mit Angst umgehen kann.

Egal wie stark, gut erzogen oder vorbildlich du im Leben warst, du kannst nicht leugnen, dass du dich irgendwann einmal ängstlich gefühlt haben musst. Es gibt nicht einen einzigen lebenden Menschen, der in seinem Leben keine Angst erlebt oder erlebt hat. Diese Behauptung reicht aus, um festzustellen, dass Angst völlig normal ist, und Menschen, die unter Angst leiden, sind normale und normale Menschen.

Dies bringt uns zu der wichtigsten Frage, die das Buch beantworten soll: Was ist Angst? Angst ist eine Emotion, die der menschliche Körper erzeugt, wenn er mit Bedrohungssituationen konfrontiert wird oder wenn der Einzelne das Gefühl hat, dass er oder sie nicht in der Lage sein wird, die Situation allein zu bewältigen. Wenn Sie versuchen, die Situationen oder Umstände aufzulisten, die Sie ängstlich gemacht haben, bin ich sicher, dass Sie so etwas wie ein "erstes Vorstellungsgespräch" oder eine "öffentliche Rede" auflisten werden, um nur einige zu nennen.

Die Situationen und Umstände, die dich ängstlich machen, können nicht mit irgendeinem Prozentsatz der Wahrscheinlichkeit vorhergesagt werden, da die Situationen, die du als bedrohlich wahrnimmst, für mich nicht bedrohlich sein können, so dass mein Körper nicht genauso reagiert wie dein Körper. Die

Intensität dieser Wahrnehmung variiert ebenfalls von Individuum zu Individuum, ebenso wie die Reaktion. Es ist genau so einfach wie das hier.

Allerdings sind einige Menschen besorgt über Dinge, die ansonsten nicht als viel mehr bedrohlich angesehen werden als andere, und auch die von ihnen hervorgerufene Reaktion ist ziemlich ernst. Diese Reaktion kann für manche Menschen so unerträglich sein, dass sie anfängt, ihren Alltag zu stören und die Art und Weise, wie sie ihr Leben führen, behindert. Der Umgang mit solchen Situationen und Menschen, die unter solchen Situationen leiden, kann recht schwierig sein.

Wenn Sie jemand sind, der mit dem Angstproblem konfrontiert ist oder mit jemandem in Verbindung gebracht wird, der es ist, ist dieses Buch eine perfekte

Anleitung, um Ihnen zu helfen, das Problem zu verstehen. Darüber hinaus soll es Ihnen auch helfen, Techniken und Wege zu erlernen, um langfristig sofort mit solchen Situationen umzugehen.

Bevor Sie beginnen, beginnen Sie mit einem offenen Geist, und betrachten Sie keineswegs sich selbst oder das Individuum, das mit dem Angstproblem "abnormal" konfrontiert ist. Die Situation ist herausfordernd, aber überschaubar. Lies das Buch, um zu wissen, warum und wie. Ich hoffe, es gefällt dir!

Kapitel 1: Erste Schritte

Das Angstproblem verstehen

Obwohl das Angstproblem unangenehm und übermäßig störend für den Betroffenen und die Menschen um ihn herum ist, ist die Angst absolut normal und harmlos. Einige der ersten Symptome, die eine Person aufgrund von Angst erleben kann, sind erhöhte Herzfrequenz, Nervosität und Kurzatmigkeit, zusätzlich zu mehreren anderen. In der Tat, die Liste der Symptome, die als eine Angstreaktion eingestuft werden, ist ziemlich umfangreich. Diese Reaktion wird in der Regel durch eine Situation ausgelöst, die für den Einzelnen scheinbar bedrohlich ist.

Wie ist Angst eine normale Reaktion?

Wann immer ein Individuum mit einer Situation konfrontiert wird, die sein Körper für bedrohlich und potenziell schädlich hält, reagiert der Körper mit körperlichen und geistigen Reaktionen, um dem Individuum zu helfen, mit der Situation umzugehen. Daher sind die Symptome der Angst tatsächlich vorhanden mit der Absicht, dem Einzelnen in der Zeit der Krise zu helfen. Dies macht Angst zu einer hilfreichen körperlichen Reaktion.

Zum Beispiel, wenn du auf der Klippe stehst, wirst du wahrscheinlich eine Angstreaktion erleben. Deine Herzfrequenz kann steigen, deine Hände fühlen sich feucht an, oder deine Muskeln werden sich vielleicht verkrampfen. Die Absicht hinter dieser Reaktion ist es, dich zu motivieren, zurückzutreten und dich vor dem möglichen Schaden zu bewahren, den ein Sturz von der Klippe mit sich bringt. Technisch gesehen wird eine solche körperliche Reaktion als "Kampf- oder Fluchtreaktion" bezeichnet. Diese körperliche Reaktion ist eine Reaktion, die vom menschlichen Körper als Ergebnis der Erfahrungen, die wir in unserem Leben gemacht haben, bedingt und entwickelt wird. Die erhöhte Herzfrequenz erhöht den Blutfluss in den Muskeln des Körpers, und eine hohe Atmung verbessert den Sauerstofffluss im Körper. Die meisten anderen Symptome sind darauf ausgerichtet, den Körper auf die bevorstehende Gefahr vorzubereiten. Sobald die Gefahr vorbei ist, kehrt der Körper zur Normalität zurück.

Wie ist Angst ein Problem?

Wenn Angst eine so normale Reaktion des menschlichen Körpers ist, was macht sie dann zu einem so großen Problem? Warum ist es so, dass einige Menschen in einigen Situationen äußerst ängstlich sind, während andere es für normal und nicht bedrohlich halten? Der Hintergrund und die bisherigen Erfahrungen des Einzelnen sind weitgehend dafür verantwortlich, wie er oder sie auf eine Situation reagiert.

Die vier Grundlagen der Angst sind Denken, Emotion, Reaktion und Vermeidungsverhalten. Auf der Grundlage dieser vier Grundlagen der Angst und ihrer Reaktion sind die Gedanken des Einzelnen voller Negativität, voraussehender Wut und potenzieller Bedrohung. Darüber hinaus beginnt der Einzelne auch zu glauben, dass er oder sie nicht in der Lage sein wird, mit diesen Gedanken umzugehen, da sie zu überwältigend erscheinen. Diese Gedanken wecken Emotionen der Nervosität, die sich in körperlichen Symptomen wie Zittern widerspiegeln. Die Erfahrung verändert das Verhalten des Einzelnen für immer. Der Einzelne wird anfangen, solche Situationen zu fürchten und versuchen, sie zu vermeiden, was die Angst umso mehr verstärkt.

Nun da Sie eine Idee über das Problem haben und welche Angst zu Ihnen tun fähig ist, konzentriert sich der Rest des Buches auf das Helfen Sie, die Angst auf der psychologischen und physiologischen Stufe zu beschäftigen. Während Sie den Rest dieses Buches durchgehen, versuchen Sie, die hier gegebenen Ratschläge auf Ihre eigene Situation anzuwenden, um das größte Ergebnis zu erzielen: die Linderung von Ängsten.

Übersicht über Angststörungen und ihre Symptome

Generalisierte Angststörung (GAD)

Wenn Sie GAD haben, kann die Sorge Ihr wichtigster Zeitvertreib sein. Alltägliche Ereignisse geben dir mehr Anlass zur Sorge als die um dich herum.

Eine Flut von "was wäre, wenn" kann eine einfache Aktivität ruinieren, wie z.B. zum Lebensmittelgeschäft zu gehen, eine Gesundheitsuntersuchung durchzuführen oder Ihre Tochter an ihrem ersten Schultag loszuschicken. "Was ist, wenn das Auto einen Platten hat? Was ist, wenn der Arzt etwas Falsches findet? Was, wenn meine Tochter ihre neue Lehrerin nicht mag, ihr Mittagessen vergisst, fällt und ihr Knie in der Pause kratzt und dann die Kinder über sie lachen und dann ihr Knie infiziert wird?" Die Liste kann immer weitergehen. Zusammen mit dieser chronischen Sorge kann die chronische körperliche Unannehmlichkeit von Magenschmerzen oder anderen Magen-Darm-Problemen, Spannungskopfschmerzen und die Müdigkeit, die durch das ständige Nervosität entsteht, auftreten.

Wenn Sie GAD haben, können Therapie- oder Selbsthilfetechniken Ihnen helfen, das Gefühl des emotionalen Wohlbefindens zurückzugewinnen, das mit dem Verzicht auf Ihre ständigen Sorgen und das körperliche Wohlbefinden einhergeht, das passiert, wenn Ihr Körper nicht mehr in einem Zustand des chronischen Stresses arbeitet. Das Leben muss nicht nur ein Übergang von einer Sorge zur nächsten sein. Die Therapie kann helfen, Sie wieder in den Reichtum und die Fülle eines Lebens ohne chronische Angst einzuführen.

Panikstörung (PD)

Wenn Sie PD haben, hatten Sie mindestens eine Panikattacke. Wie mein oben beschriebener Anfall besteht dieser aus einer Episode, in der du intensive Angst erlebst, begleitet von körperlichen Empfindungen wie einem rasenden Herzschlag, Kurzatmigkeit, heißem oder kaltem Schweiß, um nur einige zu nennen. Menschen, die solche Anfälle erleiden, fürchten oft, dass sie einen Herzinfarkt oder einen anderen medizinischen Notfall haben. Du könntest auch befürchten, dass du den Bezug zur Realität verlierst und denkst, dass du "verrückt" wirst.

Wenn Sie jedoch PD haben, machen Sie sich wahrscheinlich häufig Sorgen darüber, wann und wo Sie eine weitere Panikattacke haben könnten. Du spielst mögliche Szenarien deines nächsten Angriffs in deinem Kopf und fängst an, die Orte zu meiden, an denen du Angst hast, dass ein weiterer Angriff wahrscheinlich stattfinden wird. Einige Leute werden so ängstlich, eine Panikattacke an einem öffentlichen Ort zu haben, dass sie sich selten aus ihrem Haus wagen.

Diese vorausschauende Sorge um Panikattacken und Vermeidung unterscheidet Menschen mit Parkinson von denen, die wie ich gelegentlich eine Panikattacke haben. Mit der Behandlung wird die Angst vor einer Panikattacke Ihr Leben nicht mehr bestimmen. Sie können lernen, dass, so kontraintuitiv es auch erscheinen mag, selbst eine Panikattacke keinen Grund zur Panik bietet. Wenn die Panik ihre Macht verliert, kannst du das Gefühl von Handlungsfähigkeit und Kompetenz wiedererlangen, das du durch deine Angst vor Panik und mehr verloren hast.

Spezifische Phobien (SP)

Phobien sind eine extreme Angst vor einer bestimmten Sache oder Situation. Häufige spezifische Phobien sind die Angst vor Kakerlaken, Spinnen, Schlangen, Nadeln, Höhen, etc. Wenn du eine Phobie hast, erkennst du, dass deine Angst irrational ist. Es gibt keinen logischen Grund, an den du denken kannst, wenn du dein phobisches Objekt oder deine Situation siehst, um einen solchen extremen Terror zu erzeugen. Aber denken Sie mit sich selbst, wie Sie wollen, Ihre extreme Angst nimmt nicht ab.

Wie Menschen mit Panikstörung wirst du wahrscheinlich das vermeiden, was du fürchtest. Aber im Gegensatz zu Menschen mit Parkinson verbringen Sie wahrscheinlich nicht viel Zeit damit, sich Gedanken darüber zu machen, wie Sie auf Ihr phobisches Objekt oder Ihre Situation reagieren. So beeinflussen Phobien im Allgemeinen das Leben der Menschen nicht so durchdringend wie die anderen in diesem Buch behandelten Angststörungen. Aus diesem Grund ist es weniger wahrscheinlich, dass Menschen eine Therapie zur Behandlung einer Phobie beginnen. Wenn Sie jedoch eine Phobie haben, lohnt sich die Behandlung. Es gibt viele einfache und effektive Behandlungen von Phobien. Anstatt zu versuchen, sich für den Rest deines Lebens von deiner Phobie fernzuhalten, wird empfohlen, die Behandlung auszuprobieren.

Soziale Angststörung (SAD)

Wenn Sie eine soziale Angststörung haben, haben Sie höchstwahrscheinlich eine starke Angst davor, von anderen gesehen, kritisiert oder beurteilt zu werden. Dies führt wahrscheinlich dazu, dass Sie Ihre sozialen Aktivitäten einschränken und Ihr berufliches oder akademisches Leben einschränken. Sie könnten

Angst haben, auf Partys zu gehen, am Unterricht teilzunehmen oder an Mitarbeiterversammlungen teilzunehmen; öffentliche Reden könnten für Sie unerträglich sein. Du könntest dich tage- oder wochenlang fürchten, in Erwartung der Situationen oder Ereignisse, die du fürchtest, oder sie ganz vermeiden.

Ebenso können Ihre Berufswahl und Ihre Entscheidung, eine Hochschulausbildung zu absolvieren oder darauf zu verzichten, von Ihren Ängsten und Vermeidungen aus sozialer Angst bestimmt werden. In einigen Fällen haben Menschen mit schwerer SAD Angst davor, ans Telefon zu gehen, vor anderen zu essen oder zu schreiben oder öffentliche Toiletten zu benutzen. Körperliche Symptome, die mit dieser Erkrankung verbunden sind, sind Herzklopfen, Schwäche, Erröten und starkes Schwitzen, wenn man mit den sozialen Situationen konfrontiert wird, die man fürchtet, und die einem einen weiteren Grund geben, sie zu vermeiden.

Mit der Behandlung werden soziale Situationen diese Brutstätte des körperlichen Unbehagens und der emotionalen Unruhe nicht mehr auslösen.

Zwanghafte Zwangsstörung (OCD)

In letzter Zeit gab es viele Darstellungen von Charakteren mit zwanghafter Zwangsstörung in Filmen und Fernsehsendungen. Sie zeigen Menschen, die so viel Angst davor haben, mit Keimen kontaminiert zu werden, dass sie sich die Hände zwanghaft waschen, in der Öffentlichkeit Handschuhe tragen und immer ein Händedesinfektionsmittel in der Nähe haben. Oder Sie haben vielleicht eine Figur gesehen, die jeden Lichtschalter dreimal ein- und ausschalten muss, wenn sie einen Raum betritt oder verlässt oder andere wiederholte Kontroll- und Zählkriterien den ganzen Tag über durchführt. Alle diese Verhaltensweisen passen zu einigen der vielen Symptome einer Zwangsstörung.

Wenn Sie eine Zwangsstörung haben, erleben Sie anhaltende, wiederkehrende Gedanken (Obsessionen), die sich um ein bestimmtes Thema drehen, wie z.B. die Angst vor Keimbelastung. Um diese Ängste zu unterdrücken, entwickelst du normalerweise ein Ritual oder eine Routine (Zwang), die die Angst beruhigt, die durch die wiederkehrende Besessenheit ausgelöst wird. Andere zwanghafte Rituale können das Wiederholen von Sätzen oder Aufgaben, das Horten von Gegenständen und das Erfordern, dass physische Objekte in deiner Umgebung perfekt symmetrisch oder ausgerichtet sind, beinhalten. Unabhängig von der besonderen Besessenheit oder dem Reaktionsverhalten, wenn Sie eine Zwangsstörung haben, haben Sie das Gefühl, dass Sie sich an Ihrem speziellen Ritual (oder in einigen Fällen an einer Vermeidung) beteiligen müssen, wenn Ihre obsessiven Gedanken auftreten. Die Behandlung kann dir helfen, über deine Obsessionen hinaus zu einer Lebensweise zu gelangen, in der deine Obsessionen und Zwänge dich nicht mehr als Geisel halten.

Sie können sehen, dass alle Angststörungen ein allgegenwärtiges Gefühl von Angst und Unbehagen haben, das Ihre Fähigkeit, sich wohl zu fühlen, beeinträchtigt und das sowohl Ihren Körper als auch Ihren Geist stark belastet. Menschen mit Angststörungen sind wahrscheinlicher, ein erhöhtes Maß an angstbedingten körperlichen Beschwerden zu erleben und diese Empfindungen akuter wahrzunehmen als Menschen ohne Angststörung. Sie sind auch wahrscheinlicher, dass sie diese Symptome falsch interpretieren und überreagieren, was oft zu einem Teufelskreis führt. Als Reaktion darauf suchen Menschen oft Hilfe von Ärzten, um körperliche Symptome zu beheben, die durch eine Angststörung verursacht werden. Tatsächlich fand eine 1999 von der Anxiety Disorder Association of America in Auftrag gegebene Studie heraus, dass Amerikaner mehr als 22,84 Milliarden Dollar für wiederholte Besuche in Gesundheitseinrichtungen ausgaben, die auf körperliche Symptome von Angststörungen zurückzuführen sind.

Glücklicherweise gibt es eine Lösung. Mit einer effektiven Therapie ist die Befreiung von diesem sich selbst aufrechterhaltenden Zyklus in Reichweite.

Die Ursachen von Angststörungen verstehen

Pränatale Umgebung

Direkt aus der Gebärmutter heraus können wir vom Stress unserer Mutter betroffen sein. Die Mutter und der sich entwickelnde Fötus teilen sich das gleiche Blut, und die von der Mutter produzierten Stresshormone überschreiten die Plazenta-Blutbarriere. So kann der Stress einer schwangeren Mutter eine kaskadierende Wirkung haben: Stress, den die Mutter erlebt, kann über eine Erhöhung der Stresshormone in den Körper des sich entwickelnden Kindes übertragen werden. Natürlich erleben schwangere Frauen, wie alle anderen auch, die Höhen und Tiefen des Lebens, und der daraus resultierende Stress spiegelt sich physiologisch wider. Mäßiger Stress ist typisch und schadet nachweislich nicht der Entwicklung eines

Babys in der Gebärmutter. Allerdings führt erhöhter Stress über einen längeren Zeitraum dazu, dass das System der Mutter eine übermäßige Menge an Stresshormonen aufrechterhält, die das sich neu entwickelnde Nervensystem des Babys überfluten und das Baby in einen Zustand chronischen Stresses treiben.

Nach Angaben einiger Forscher, Mütter, die eine signifikante Menge an Angst während der Schwangerschaft haben, haben nachweislich Säuglinge, die viele Marker eines übermäßig geladenen Nervensystems zeigen. Vom Temperament bis zur motorischen Entwicklung scheinen die Stressniveaus im Mutterleib einen Unterschied zu machen. Sehr ängstliche Schwangerschaften neigen dazu, ängstliche Babys zu produzieren. So korrelieren die Emotionen einer schwangeren Mutter und die daraus resultierende

Umgebung im Mutterleib mit der physiologischen und emotionalen Reaktionsfähigkeit eines Säuglings.

Erfahrungen in der frühen Kindheit

Das kindliche Gehirn kann als ein riesiges Netzwerk von Möglichkeiten betrachtet werden. Wenn ein Kind acht Monate alt wird, besitzt es schätzungsweise tausend Billionen synaptische Verbindungen - doppelt so viele wie der durchschnittliche Erwachsene. Wenn das Gehirn eine Informationsautobahn wäre, wären Neuronen der Bürgersteig, aus dem die Straßen bestehen. Neuronen verbinden sich an Knotenpunkten, die Synapsen genannt werden, wie die Gleise eines großen Zuges, die zu kompliziert sind, um sie vollständig zu kartieren, wobei die Wege exponentiell stärker miteinander verbunden sind als die Straßen auf jedem Stadtplan. Aus diesem Überfluss an möglichen Kanälen werden die Straßen entweder durch Nutzung verstärkt und verstärkt oder durch mangelnde Nutzung verworfen.

Die Erfahrungen im Leben eines Menschen bestimmen, welche Wege verstärkt und welche verworfen werden. Dieser Prozess, der als Beschneiden bezeichnet wird, findet hauptsächlich in den ersten zwölf Lebensjahren statt, aber die 1-3 Lebensjahre sind die kritischste Zeit des Beschneidens. Zum Beispiel, wenn ein Baby übt, einen Gummiball zu greifen, werden neuronale Verbindungen, die das Greifen erleichtern, verstärkt. Auf die gleiche Weise werden neuronale Wege gepflastert, wenn ein Baby weint und konsequent Komfort als Reaktion darauf erhält. Wenn die Schreie eines Babys eine harte oder gar keine Behandlung bringen, wird das Gehirn einen anderen Weg ebnen. Daher hat ein Erwachsener nur die Hälfte der Synapsen eines acht Monate alten Kindes, und sie waren stabil und selektiv gepflastert.

Der Beschneidungsprozess wird stark von der Beziehung zwischen dem Säugling und seinen Eltern beeinflusst. Die Informationen des Babys über die Welt stammen hauptsächlich von denen, die das Kind halten, füttern, wickeln und anderweitig betreuen. So beeinflussen die Beziehungen zwischen Säuglingen und Kleinkindern den ersten Einbau des Netzes neuronaler Straßen stark. Das Kind ist auf Beziehungen angewiesen, um seine grundlegendsten Bedürfnisse zu befriedigen. Wenn es also einen Riss in der Beziehungsunterstützung gibt, kann dies weitreichende Auswirkungen auf die Verlegung und den Handel mit neuronalen Straßenbauwerken haben. Leider passen sich Babys, die viel Stress oder Trauma erleben, so an, dass sie auch in Routinesituationen, die andere Babys nicht als bedrohlich empfinden würden, einen übermäßigen Gehalt an Stresshormonen beibehalten oder produzieren.

Nochmals, erleben Sie die Farben der genetischen Expression. Aber was ist mit Eigenschaften, die angeborener, mit der Zeit konsistenter und widerstandsfähiger gegen die Färbung der Erfahrung erscheinen? Temperament ist ein solches Konstrukt.

Temperament

Kinder werden mit unterschiedlichen Temperamenten geboren. Viele Eltern, die oft über deutliche Unterschiede in der Persönlichkeit ihrer Kinder berichten, bestätigen die Idee des angeborenen Temperaments.

Forschung aus dem Bereich der Entwicklungspsychologie unterstützt diese informellen Beobachtungen von Eltern. Temperament ist ein Bestandteil des Persönlichkeitsstils und bleibt als solches über die Zeit stabil. Aaron Beck, ein Psychiater, der für seine Behandlung von Angst und Depressionen bekannt ist, fand heraus, dass Unterschiede im Temperament zu unterschiedlichen Reaktionen auf Stress und Möglichkeiten der Stressbewältigung beitragen. Jeffrey Young, Psychologe und Autor der Schema-Therapie, identifizierte solche angeborenen Temperamente bei Säuglingen als ängstlich v. ruhig und reizbar v. stabil.

Jerome Kagan, ein Forscher in der Entwicklungspsychologie, fand heraus, dass 15% bis 20% der amerikanischen und europäischen Kinder mit einem "verhaltensinhibierten Temperamentsstil" geboren wurden. Mit anderen Worten, bestimmte Säuglinge mit dem gehemmten Stil waren in neuen Situationen ungewöhnlich ängstlich und zeigten physiologische Reaktionen wie schnellen Herzschlag und höhere Stresshormonwerte. Er fand auch heraus, dass gehemmte Babys zu schüchternen Kleinkindern wurden, während gehemmte Babys zu rastlosen kleinen Mädchen wurden. Es ist kein großer Sprung, um zu vermuten, dass ein Kleinkind, das in neuartigen Situationen einen erhöhten Herzschlag und Cortisolspiegel aufweist, anfällig für die Entwicklung einer Angststörung im Erwachsenenalter sein könnte. Es ist jedoch wichtig zu beachten, dass ein ängstliches Temperament zu Beginn des Lebens nichts an dem späteren Leben ändert.

Obwohl Erwachsene mit Angststörungen oft gehemmte Reaktionen als Kinder zeigten, werden nicht alle Kinder mit ängstlichen Temperamenten zu ängstlichen Erwachsenen. Diese Tatsache deutet darauf hin, dass andere Variablen das Ergebnis beeinflussen. Wir haben gesehen, wie die Umgebung im Mutterleib und die Beziehungen zwischen Säuglingen und Kleinkindern den polygenen Ausdruck von Angst beeinflussen können. Wir wissen, dass beruhigende, pflegende Familienumgebungen angeborene Persönlichkeitsstile mildern können. In der Kindheit sind Modellierung und erlernte Bindungsstile entscheidend für den Bau von neuronalen Fahrbahnen und den daraus resultierenden Karten. Dies kann zum Kindergeld beitragen, wenn ein Kind mit ängstlichem Temperament von den Betreuern adaptive Mittel zur Bewältigung lernt. Leider kann die Bedeutung der Modellierung zum Nachteil des Kindes wirken, wenn Pflegekräfte weniger anpassungsfähige, ängstlichere Verhaltensweisen entwickeln.

Modellierung

Die konsequente emotionale Förderung der Eltern setzt eine optimale, gesunde kognitive und emotionale Entwicklung des Kindes voraus. Elternstile, die emotionale Unterernährung erzeugen, haben Folgen für das emotionale und kognitive Wachstum eines Kindes.

Es ist nicht verwunderlich, dass die Wahrnehmung der Einstellungen und Ängste seiner Eltern durch ein Kind seine emotionale Entwicklung beeinflusst und nährt. Unsere Handlungen, Worte, unsere Körpersprache, die Risiken, die wir eingehen, die Risiken, die wir vermeiden, kommunizieren unseren Kindern, ob die Welt ein Ort ist, an dem wir gedeihen können, oder an dem wir auf Schritt und Tritt am Rande stehen sollten, ängstlich und zurückhaltend.

Überfürsorgliche Eltern verletzen ihre Kinder versehentlich mit der Folge, dass die Welt unsicher ist und den Kindern die Ressourcen fehlen, um mit Herausforderungen umzugehen. Sie erklären oft sehr detailliert die schrecklichen Folgen, die bei ihren Kindern auftreten können, wenn sie sich in die Welt wagen.

Ängstliche Erziehung schadet auch Kindern, indem sie einen Mangel an Selbstvertretung hervorruft, das Gefühl, dass sie, nicht jemand anderes, die Agenten sind, die das gewünschte Ergebnis bringen. Mit anderen Worten, ein A-Schüler, dessen Eltern seine Schulpapiere wahrscheinlich übermäßig bearbeiten, würde kein Selbstverständnis in Bezug auf seine Schularbeit entwickeln und letztlich seine eigene

Fähigkeit, akademisch erfolgreich zu sein, in Frage stellen.

Ebenso behindern überfürsorgliche Eltern die Entwicklung der Selbstwirksamkeit, das Gefühl, dass man effektiv handeln kann. Menschen mit verminderter Selbstwirksamkeit sind weniger belastbar gegenüber Stress und unterschätzen ihre Ressourcen.

Anhang

Wenn es an Unterstützung und emotionaler Abstimmung in den Beziehungen zwischen Kind und Eltern und Kindheit mangelt, entstehen weniger optimale Bindungsstile. Traumaexperten stellten fest, dass einige ängstliche Mütter eine verminderte Fähigkeit haben, sensibel auf die Bedürfnisse ihrer Kinder zu reagieren, entweder unter- oder überreagieren auf die Bedürfnisse ihrer Kinder. Das

Ergebnis war, dass die Kinder, wenn sie verzweifelt wurden, sich von ihren Eltern distanzierten, anstatt ihre Eltern nach Trost zu suchen. Das macht Sinn, denn die Kinder haben ihre Mütter nicht als auf ihre Bedürfnisse eingehend erlebt. Sie entwickelten nicht nur ein Muster der Suche nach Isolation statt nach Interaktion, sondern sie erhielten auch nicht die nötige Pflege, um schließlich selbstberuhigende Techniken zu lernen, eine Fähigkeit, die für die Bewältigung ihrer eigenen Emotionen während ihres gesamten Lebens unerlässlich ist.

Trauma

Es ist allgemein anerkannt, dass Kindheitstraumata, die durch Missbrauch, Vernachlässigung oder Krankheit oder Verletzungen, die invasive medizinische Eingriffe erfordern, die Entwicklung des Gehirns beeinflussen und dadurch zukünftige Verhaltensweisen und Reaktionen beeinflussen.

Allan Schore, der Autor für Neurowissenschaften und Psychiatrieforscher, schrieb: "Die dysregulierenden Ereignisse von Missbrauch und Vernachlässigung erzeugen chaotische biochemische Veränderungen im Gehirn des Säuglings". Trauma verändert auch signifikant die Neurochemikalien, die sich entlang der Netzwerke bewegen, was das Risiko erhöht, Angst zu entwickeln und die Widerstandsfähigkeit gegen Stress zu verringern. Die Botschaft, die im Gehirn als Folge eines Kindheitstraumas kodiert wird, ist, dass die Welt unsicher ist. Gefahr lauert. Diese schädlichen Auswirkungen von Traumata können durch längere oder akute Ereignisse und sogar durch Ereignisse im späteren Leben verursacht werden.

Medizinische und stoffbezogene Überlegungen

Bei der Erforschung der Hintergründe von Angstsymptomen ist es wichtig, sich an die komplizierte Verbindung zwischen dem physischen Körper und den Emotionen zu erinnern. Nicht alle Menschen, die körperliche Symptome von Panik oder Angst haben, haben eine Angststörung. Einige medizinische Bedingungen sind reale und behandelbare Ursachen für die physiologische und psychologische Belastung im Zusammenhang mit Angststörungen. Kurzatmigkeit, die Schneebälle in die Hyperventilation bringen können, kann durch nicht diagnostiziertes oder falsch behandeltes Asthma entstehen. Herzklopfen im Zusammenhang mit Panik kann durch Schilddrüsenüberfunktion oder Herzrhythmusstörungen oder bestimmte Medikamente verursacht werden. Erschütterungen und kalter

Schweiß können Symptome einer Hypoglykämie sein. Hormonelle Ungleichgewichte, einschließlich derjenigen, die einige Frauen während der Menopause erleben, können die Intensität der Angst dramatisch beeinflussen.

Was wir in unseren Körper aufnehmen, kann auch die Ursache für erhöhte Angst sein. Psychoaktive Straßendrogen wie Geschwindigkeit oder Kokain sind oft das erste Beispiel, das in den Sinn kommt. Weniger offensichtlich sind die sekundären Nebenwirkungen einiger verschreibungspflichtiger Medikamente, wie z.B. die Steroide in einigen Asthma-Inhalatoren, oder die übermäßige Verwendung von rezeptfreien Medikamenten, wie z.B. Kopfschmerzen oder nicht-trunkene kalte Medikamente, die Acetaminophen und Koffein enthalten. Es ist leicht zu unterschätzen, welche Auswirkungen scheinbar milde Stimulanzien wie

Koffein oder Nikotin haben, die sich im Alltag allmählich aufbauen können. Milde, nicht diagnostizierte Nahrungsmittelallergien können auch die Ursache für Angst sein. Bei der Betrachtung der Ursachen von Angst ist es falsch, auf psychophysiologische Erklärungen zu springen, bevor medizinische oder stoffbezogene Ursachen ausgeschlossen werden. Eine Reise zum Arzt kann genauso wichtig sein wie eine Reise zum Psychotherapeuten.

Ist es schlecht, ängstlich zu sein?

Es ist natürlich, aber nicht hilfreich, sich nur auf die negativen Aspekte der Angst zu konzentrieren. Sicher, du leidest mehr, als du brauchst, und du verpasst einige der heutigen Freuden, weil du dir Sorgen um morgen machst. Allerdings ist es nicht nur schlecht, ängstlich zu sein. Wegen deiner Angst bist du vorsichtig, wachsam und vorsichtig. Selten macht man unvorsichtige Fehler. Du bist auf alle Eventualitäten vorbereitet.

Ich kenne einige Leute, die ängstlich sind. Sie sind im Allgemeinen vorsichtig mit dem, was sie in ihren Körper tun, und sie lesen die Einlagen über die Nebenwirkungen ihrer Rezepte. Sie denken sorgfältig über Risiken und Entscheidungen nach. Sie schauen nach vorne auf die Schlaglöcher auf den Straßen und schaffen es, alle zu meiden. Sie antizipieren, was in ihrem Leben schief gehen kann und versuchen ihr Bestes, um diese Möglichkeiten zu umgehen.

Natürlich willst du keine starke Angst haben, und das musst du auch nicht. Aber du kannst es dir erlauben, die positive Seite der Angst zu genießen und zu schätzen, während du sie hast. Vorsicht, Sorgfalt und sogar Wachsamkeit sind wertvolle Eigenschaften,

Auf der anderen Seite ist es eine absolute Tatsache, dass, egal wie sehr Angststörungen Sie betreffen, sie Leiden verursachen. Angststörungen rauben dir das Vergnügen des Jetzt, während du dich intensiv auf die Ängste der Zukunft konzentrierst. Es ist, als würde man sich Ärger leihen, im Voraus leiden. Deine Angst kann deine Beziehungen überlasten, deine Aktivitäten einschränken, dein Selbstvertrauen erschöpfen und die Leichtigkeit, mit der du dein Leben führst, beeinträchtigen. Aber trotz all dieser Herausforderungen, wie die meisten Menschen, die von Angst geplagt sind, bist du stärker, als du denkst.

Missionarin Schwester Busche bemerkte: "Wir sind wie Teebeutel - wir kennen unsere Stärke nicht, bis wir in heißem Wasser sind." Während Sie sich den Herausforderungen der Überwindung einer Angststörung stellen, hoffe ich, dass Sie sich an der Entdeckung der inneren Ressourcen in sich selbst erfreuen werden, die Sie gerade erst zu erschließen beginnen.

Kapitel 2: Bist du sicher, dass es Angst ist?

Diejenigen, die ihren ersten Panikanfall erleben, könnten denken, dass sie einen Herzinfarkt haben. Infolgedessen könnte jemand einen Notarzt rufen. Sobald zugelassen, werden einige Tests durchgeführt, um sie und nur zu sagen, dass es Panik ist. Eine typische Reaktion wäre Verlegenheit und Zweifel, aber was zählt, ist, dass sie von einem Arzt untersucht wurden und die Vorkommnisse verstehen, die ihnen passiert sind. Auf der anderen Seite des Messgeräts leiden einige jedoch seit Jahren an dieser Krankheit, ohne dass eine professionelle Diagnose gestellt wird, ohne jemandem davon zu erzählen und ohne Hilfe.

Den Arzt sehen

Jeder muss von einem Arzt untersucht werden, mit dem er seine Symptome besprechen und eine korrekte Diagnose stellen kann. Es gibt einige körperliche Krankheiten, deren Symptome ähnlich sind wie Angst, also müssen sie klären, ob Sie an einer dieser Krankheiten leiden. Nun, wenn Sie ein Schilddrüsenproblem haben, brauchen Sie dieses Buch nicht weiter zu lesen, da diese Art von Krankheit mit Medikamenten behandelt werden kann.

Hast du jemals einen Arzt aufgesucht? Wenn nicht, dann ist es an der Zeit, sich selbst überprüfen zu lassen. Wenn Sie sich Sorgen machen, dies zu tun, entscheiden Sie sich dafür, dass Sie von jemandem begleitet werden, der Sie unterstützt. Was Sie im Hinterkopf behalten sollten, ist, wenn das Ergebnis der Diagnose eine Angststörung ist, wissen Sie, dass es sich um eine Krankheit handelt und nicht um Ihre Schuld. Du solltest dich deswegen nicht schämen.

Einige konnten um ihre medizinischen Aufzeichnungen sich sorgen, die angibt, dass sie ein Angstproblem haben und dieses sie in vielerlei Hinsicht beeinflussen konnte. Dieses Problem ist jedoch recht häufig, aber die Menschen mit einem ähnlichen Problem wie Ihrem genießen jetzt ein glückliches und erfülltes Leben. Würdest du nicht gerne einer von ihnen sein wollen?

Was wird der Doktor tun?

Erwarten Sie, dass ein Arzt auf die Dinge achtet, die Sie sagen werden, und Ihnen relevante Fragen stellt. Um eine körperliche Ursache auszuschließen, wird ein Arzt eine einfache Kontrolle durchführen. Wenn Sie sich beispielsweise unwohl fühlen, wenn Sie eine Nadel zur Verwendung für einen Bluttest zeigen, sagen Sie es.

Wie soll ich mit dem Doktor sprechen?

Einige Leute könnten sich Sorgen darüber machen, wie sie ihre Angst erklären werden. Um dir zu helfen, deine Gefühle auszudrücken, kannst du eine Liste der Empfindungen haben wollen, die du hattest. Wenn Sie über einen bestimmten Vorfall sprechen, brauchen Sie nicht viel darüber zu erzählen. Eine einfache Aussage genügt, und der Arzt wird nur Fragen stellen, um mehr Informationen zu erhalten.

Beispiele:

"Ich wartete hinter der Bühne, bevor ich präsentierte, als mir plötzlich schlecht wurde. Mein Herz schlägt zu schnell und meine Beine zittern."

"Ich fühle mich morgens so festgefahren, dass ich einfach nicht aus meinem Bett aufstehen kann. Ich werde schlimmer, wenn der Tag weitergeht."

"Ich weiß nicht, aber ich muss überprüfen, ob die Tür abgeschlossen ist. Ich weiß, dass ich sie abgeschlossen habe, aber manchmal gehe ich mehr als zehnmal zurück. Es braucht viel Zeit am Morgen, um mich davon abzuhalten."

Dies sind nur einige der wenigen Aussagen, die den Anfang machen. Zuerst wird es für dich schwer sein, Fragen zu stellen, die dich verwirren: "Bin ich verrückt?" "Kann ich verhindern, dass mein Herz zu schnell schlägt?" Es ist in Ordnung. Du hast einen Anfang gemacht.

Was wird als nächstes passieren?

Hier sind einige der möglichen Vorschläge des Arztes, um Ihnen zu helfen.

Warten und Sehen

Wenn deine Angst neu ist, ist es eine praktische Idee, wochenlang zu warten, um zu prüfen, ob sie nachlässt. Ihr Arzt wird Ihnen einen Zeitrahmen geben und bestimmte Änderungen notieren.

Beruhigungsmittel

Selbst wenn bekannt ist, dass Beruhigungsmittel bei langfristiger Anwendung süchtig machend sind, kann die Einnahme auf einem kurzen Kurs helfen, eine harte Phase zu überwinden.

Andere Medikamente

Ihr Arzt könnte Ihnen vorschlagen, Beta-Blocker oder Antidepressiva auszuprobieren. Um zu wissen, welches davon das richtige für Sie ist, müssen Sie möglicherweise mehr als ein Antidepressivum ausprobieren.

Beratung

Ein Betreuer spricht mit den Patienten. Sie müssen einen Termin vereinbaren, wenn er Ihnen vorgeschlagen wird.

Überweisung an eine Abteilung für psychische Gesundheit

Wenn Sie aufgefordert werden, sich einer Therapie zu unterziehen, ist der häufigste Ansatz, den Sie verwenden werden, die Cognitive Behavior Therapy.

Es ist bekannt, dass es die erfolgreichste Therapie zur Behandlung von Angstzuständen ist. Dieses Buch basiert auch auf dieser Technik, und Sie werden mehr darüber wissen, wenn Sie die Seiten durchgehen.

Kapitel 3: Umgang mit körperlichen Symptomen

Bevor wir zu den Managementtechniken übergehen, lassen Sie uns besprechen, wie und mit welchen Mitteln Angst Sie körperlich beeinflussen kann.

Eine der auffälligsten körperlichen Auswirkungen von Angst ist die Atmungsreaktion. Wenn eine Person Angst hat, beginnt ihre Atmung zu steigen. Diese Reaktion ist Teil der kämpferischen oder flugkörperlichen Reaktion; die Atmung eines Individuums wird flach und unvollständig. Ziel ist es, den Körper auf die Anstrengung vorzubereiten. Anstrengung ist mit einem erhöhten Sauerstoffbedarf in den Blutgefäßen und Muskeln verbunden. Diesen erhöhten Sauerstoffbedarf im Gehirn liefert der Körper, indem er den Atmungsprozess anregt, in kurzer Zeit mehr Sauerstoff zu gewinnen.

Um die mit Angst verbundenen körperlichen Symptome zu bewältigen, besprechen wir mit Ihnen die Techniken, die für Ihren Fall am effektivsten sein könnten.

Kontrollierte Atmung

Wie bereits erwähnt, ist das häufigste körperliche Symptom der Angst die schnelle und flache Atmung. Je mehr ein Individuum versucht, seine Atmung durch Keuchen nach Luft zu erreichen, desto schlimmer wird sein Problem, und der gesamte Prozess kann zu immensen Beschwerden führen. Die körperliche Reaktion wird als Überatmung bezeichnet.

Um die Auswirkungen dieser Reaktion zu negieren, müssen Sie dem so genannten kontrollierten Atmen folgen. Diese Art der Atmung kann eine entscheidende Rolle spielen, um Ihnen zu helfen, mehrere körperliche Probleme im Zusammenhang mit Angstzuständen zu lösen.

Wenn Angst zuschlägt, musst du dich bewusst bemühen, tief einzuatmen und dann vorsichtig und aufmerksam auszuatmen. Atme bis zur vollen Kapazität ein. Das heißt, atmen Sie ein, bis sich Ihre Lungen voll fühlen, und atmen Sie dann langsam aus. Versuchen Sie, Ihr Atemmuster so zu steuern, dass Ihre Atmung verlangsamt und gleichzeitig gleichmäßig verteilt wird.

Um kontrollierte Atmung zu üben, müssen Sie eine Zeit in Ihrem Zeitplan für die gleiche Zeit markieren. Wählen Sie eine Zeit, in der Sie am wenigsten von jemandem gestört werden. Finde einen ruhigen Ort für dich selbst, damit du mit deiner ganzen Aufmerksamkeit und Konzentration sitzen kannst. Lassen Sie sich nicht von etwas ablenken oder stören. Sobald Sie bereit sind, gehen Sie wie folgt vor:

1. Konzentriere dich darauf, wie du gerade atmest. Entspannen Sie sich. Achte darauf, ob du schnell oder langsam atmest; gibt es einen Rhythmus für deine Atmung? Oder ist es irritierend? Legen Sie nun eine Ihrer Hände auf Ihre Brust und die andere Hand auf Ihren Bauch. Atme tief durch und versuche, deinen Magen mit Luft zu füllen, gefolgt von deiner Lunge. Du solltest deine Hand auf deinem Bauchaufstieg bemerken, gefolgt von der Hand auf deiner Brust. Wenn Sie eine ausreichende Bewegung an beiden Händen bemerken, können Sie davon ausgehen, dass Sie voll atmen. Bitte beachten Sie jedoch hier, dass

Ihre Brust nicht so stark anschwillt wie der Magen.

2. Sobald du vollständig eingeatmet hast, ist es Zeit zum Ausatmen. Die Ausatmung soll genauso langsam und sanft erfolgen wie der Einatemvorgang. Während du ausatmest, stell dir all deine Sorgen, Ängste und Vorahnungen vor, die aus deinem Körper fließen. Du wirst zu diesem Zeitpunkt ein Gefühl der Reinigung spüren. Führen Sie den Ein- und Ausatemvorgang einige Male durch, um sich an den Rhythmus zu gewöhnen.

3. Nachdem du deinen Atemrhythmus eingelegt hast, tue es aufmerksam. Wenn du zu ängstlich bist, wirst du erkennen, dass dein Geist während dieser Aktivität viel wandern wird, also musst du deinen Fokus jedes Mal auf das Atemmuster

zurückbringen. Verbringe Zeit damit, diese Aktivität täglich oder nach Bedarf zu üben.

Progressive Muskelentspannung

Ein weiteres körperliches Symptom, das sich aus der Angst ergibt, sind gestreckte Muskeln, wie ein steifer Nacken und eine enge Brust. Diese Art von Spannung ist ein Beweis dafür, dass der Körper unter immenser Belastung steht. Um die Auswirkungen der Muskelspannung und des Stresses zu vermeiden, müssen Sie lernen, Ihren Körper in solchen Zeiten zu entspannen. Einer der wichtigsten Aspekte der Entspannung ist es, festzustellen, wann der Körper angefangen hat, angespannt zu werden. Sobald Sie lernen, dies zu erkennen, ist die Durchführung der Entspannungsübung nur noch eine Frage der Übung.

Um eine progressive Muskelentspannung zu praktizieren, folgen Sie diesen einfachen Schritten."

1. Finden Sie einen ruhigen und erholsamen Ort, an dem Sie bequem sitzen oder liegen können und an dem Sie für einige Zeit ungestört bleiben. Achten Sie darauf, Kleidung zu tragen, die bequem sitzt und Ihrem Körper keinen Stress zufügt.

2. Atme ein paar Mal tief durch und lass deinen Körper sich entspannen. Dies ist der perfekte Zeitpunkt, um die von mir erwähnte kontrollierte Atemübung zu nutzen. Während du atmest, vergiss nicht, dich auf dein Atemmuster zu konzentrieren, und die Muskelentspannung wird folgen.

3. Alternativ können Sie Ihre Muskeln dehnen und entspannen. Straffe deine Muskeln für 5 Sekunden und fühle die Dehnung, während sie

durch unseren Körper rollt. Wenn die Zeit abgelaufen ist, lassen Sie die Muskeln für die nächsten 5 Sekunden entspannen. Führen Sie diese Aktivität unter besonderer Berücksichtigung der Gliedmaßen durch. Beachten Sie das Gefühl in Ihrem Körper, während er von einem Zustand der Anspannung in einen Zustand der Entspannung übergeht. Sobald Sie das entspannte Gefühl in unseren Gliedmaßen spüren können, können Sie zu anderen Muskelgruppen wie Rücken, Bauch, Oberschenkel und Waden wechseln.

4. Sie sollten jede Dehnung 5 bis 7 Mal wiederholen, um eine maximale Wirksamkeit zu erzielen. Schließlich können Sie davon ausgehen, dass Ihr Körper wieder in einen entspannten Zustand versetzt wird, wenn sich Ihre Atmung reguliert und vertieft hat.

Mit der Zeit wirst du erkennen, dass Entspannung ein gutes Maß an Übung erfordert. Normalerweise sollten Sie zweimal täglich mehr Entspannungsübungen für jeweils 30 Minuten durchführen. Sie können jedoch einen Zeitplan zusammenstellen, der Ihren Bedürfnissen am besten entspricht und Ihnen das beste Maß an Entspannung bietet.

Eine weitere wichtige Sache, die Sie hier beachten sollten, ist, dass Sie Ihren Körper nicht schockieren dürfen. Sobald Sie die Muskelentspannungsübung durchlaufen haben und Ihr Körper völlig entspannt ist, stehen Sie nicht sofort auf. Lassen Sie Ihren Körper sich an die neue Umgebung anpassen und stehen Sie sanft und langsam auf.

Wenn Sie in letzter Zeit eine schwere Zeit mit Angst gehabt haben, ist es eine gute Idee, ein Tagebuch zu führen, in dem Sie alle Zeiten notieren, in denen Sie sich am meisten sorgen, die Gründe für die Angst und wie gut die Entspannungsübung Ihnen geholfen hat, Ihre Angst zu überwinden. Notiere dir die Dinge, die sich durch die Entspannungsübung für dich verbessert haben und versuche zu verstehen, warum. Das Ziel der Führung eines Protokolls ist es, Ihren Fortschritt zu bewerten, während Sie die Entspannung üben.

Reduzieren Sie den Koffeinkonsum

Die Getränke, die wir trinken, haben einen wichtigen und signifikanten Einfluss auf unseren psychischen Zustand. Der Grund für diese Wirkung ist eine Verbindung namens Koffein, die ein Stimulans ist. Wenn Sie ängstlich sind, muss das Letzte auf Ihrer Liste Koffein sein. Du kannst es dir einfach nicht leisten, es zu haben. Tatsächlich haben viele Menschen erkannt, dass die Reduzierung ihrer Koffeinzufuhr ihre Angstzustände erheblich reduziert hat. Dies gilt sogar für Menschen, die in ihrer täglichen Ernährung mäßige Mengen an Koffein konsumiert haben.

Wenn Sie sich nicht sicher sind, was Koffein enthält, ist es immer eine gute Idee, die auf den Etiketten aufgeführten Zutaten zu überprüfen. Tee, Kaffee, Schokolade und die meisten kohlensäurehaltigen Getränke enthalten Koffein. Versuchen Sie, Ihren Konsum einzuschränken, indem Sie die Anzahl der koffeinhaltigen Getränke, die Sie täglich konsumieren, überwachen. Wenn es für Sie nach einem Kampf klingt, solche Dinge im Auge zu behalten, sollten Sie wirklich überlegen, ein Tagebuch für diesen Zweck zu führen.

Wenn Sie versuchen, Ihren Koffeinkonsum zu reduzieren, sollten Sie sich bewusst sein, dass Koffein eine süchtig machende Verbindung ist. Wenn Sie es gewohnt sind, es in großen Mengen zu konsumieren, können Sie mit Entzugserscheinungen wie Müdigkeit und Kopfschmerzen zu kämpfen haben. Reduzieren Sie daher Ihren Verbrauch schrittweise, indem Sie Ihre Aufnahme verjüngen. Einen plötzlichen Stopp des Konsums zu setzen, wird für Ihre Situation nicht sehr hilfreich sein.

Kapitel 4: Praktische Wege zur Überwindung von Angstzuständen

Machen Sie eine Pause

Wenn Sie die Dynamik der Angst wirklich verstehen, dann können Sie sie leicht mit ein paar Worten übersetzen. Diese Worte werden es sein: "Pause, weil du verletzt bist."

Angst ist eigentlich eine Erinnerung daran, dass vielleicht die Reize um dich herum schon zu sehr wehtun, so dass du bereits eine kurze Pause einlegen musst. Der logischste Schritt ist, für eine Weile anzuhalten und nicht in diesem Zustand zu bleiben - genau dort zu bleiben, wird dich lahm legen. Was du tun musst, ist herauszufinden, wo du verletzt bist, um es angemessen anzugehen. Die Schwere der Verletzung steht in direktem Zusammenhang mit dem Umfang des Schadens.

Die Methode und Strategie, eine Pause einzulegen, kann in vielen Variationen variieren. Nachfolgend sind einige der bekannten Möglichkeiten aufgeführt: ein rasantes Herz zu haben, tief und schwer durchatmen, ständig das Gefühl der Dissoziation zu erhalten und die Gedanken zu drehen. Zögern Sie nicht, diejenige zu wählen, die Sie für die effektivste halten. Personalisierung und Anpassung von Wegen ist etwas, was Sie tun sollten, um Ängste effektiv anzugehen.

Eine Pause zu machen ist okay, weil es dir hilft, den Höhepunkt der Angst zu vermeiden. Es ist besser, aufzuhören, um die Ängste sofort anzusprechen, als sie tief im Inneren zu unterdrücken. Die Unterdrückung der Angst könnte zu einer viel schwierigeren Situation führen, mit der du nicht mehr umgehen kannst.

Hier ist die Sache, wenn dein Problem wirklich Angst ist, dann hast du nichts zu befürchten, denn Angst selbst wird dir nicht schaden. Es sind die Maßnahmen, die du danach ergreifst, die dich verletzen könnten. Also, nimm regelmäßig diese Pause, um zu überprüfen, wo du wirklich verletzt bist.

Akzeptanz

Angst ist etwas, das du brauchst, um dich anzufreunden und so schnell wie möglich Freunde zu finden. Von Zeit zu Zeit musst du mit dir selbst sprechen und über deine Angst nachdenken. Du musst dich ständig selbst beruhigen und dir sagen, dass es dir wirklich gut geht. Höre auf dein Herz und deinen Geist. Achte darauf, wonach dein Herz sich sehnt. Achte auf die Themen, die für dich wichtig sind. Finde den Frieden im Inneren.

Befreunde dich und mache Frieden mit deiner Angst, wird dir helfen, einige proaktive Wege zu finden, um sie anzugehen. Andererseits ist die Unterdrückung nur gut, wenn man sie leugnet. Indem du seine Existenz leugnest, erlaubst du ihm, zu bestehen und kontinuierlich und exponentiell zu wachsen.

Der wahre Schlüssel zu einer echten Lösung für das Angstproblem liegt eigentlich in der Akzeptanz. Wenn Sie länger brauchen, um in Ihrer Komfortzone zu bleiben, andere Menschen und externe Faktoren für die Umstände, denen Sie gegenüberstehen, verantwortlich zu machen, wird es umso länger dauern, bis Sie die versteckten Möglichkeiten und Lösungen für Ihr Problem im Zusammenhang mit Angst gefunden haben.

Für einige spirituelle Experten ist die Akzeptanz ein Schritt, um sich besser zu fühlen und besser zu sein.

Sobald du das akzeptierst, was du fürchtest, besteht die Chance, dass du aufhörst, es zu fürchten. Zumindest kann die Intensität deiner Angst vermindert werden.

Auf dem langen Weg, etwas zu akzeptieren, wirst du dich ein wenig besser fühlen, was dein Leben und dich selbst betrifft. Wenn Sie anfangen zu erkennen, dass Sie mehrere Optionen zur Verfügung haben, dann können Sie frei aus Ihrer Komfortzone aussteigen. Wenn du deiner Angst und Ängstlichkeit entwachsen willst, musst du deine gegenwärtigen Umstände annehmen und akzeptieren. Außerdem kann man feststellen, dass es im Leben noch mehr gibt.

Entstörung

Physische Unordnung ist eine Manifestation eines tieferen Problems. Es kann ein Zeichen von Angst und Ängsten sein, die sich in deinem Herzen und deinem Geist ansammeln. Zum Beispiel, wenn Ihr Arbeitsplatz ein Chaos ist, dann könnte es für Sie schwierig sein, einige kurze Pausen einzulegen. Es wird dir auch das Gefühl geben, dass die Arbeit, die du hast, nicht zu Ende zu sein scheint. Es wird deine Ängste im Inneren etwas nähren, weil du in deinen Stress hineinschwimmst. So müssen Sie sich jeden Tag fünfzehn kurze Minuten Zeit nehmen, um Ihr Zuhause oder Ihren Arbeitsbereich ein wenig aufzuräumen.

Ein sauberer Arbeitsplatz und ein sauberes Zuhause ist nicht nur ein organisierter Raum; es ist auch ein Raum, der dazu neigt, Stress, Angst und

Ängste zu vertreiben. Es wird dir helfen, logischer zu denken. Die Rationalität übernimmt in der Regel einen organisierten Arbeitsbereich.

Nochmals, wenn Unordnung zu Hause oder am Arbeitsplatz etwas Ernsteres bedeuten kann, was sollte dann getan werden? Um die negativen Auswirkungen von übermäßiger Unordnung zu vermeiden, müssen Sie ein Auge auf Ihre täglichen Angelegenheiten haben. Zum Beispiel müssen Sie alles innerhalb der überschaubaren Ebene halten.

Laut Experten, die Unordnung um Sie herum lastet etwas auf Ihnen, weil Sie sich weniger selbstbewusst fühlen werden. Unordnung führt zu weniger Leistungen und zu einem geringeren Selbstwertgefühl. Wenn du nicht genug erreichst, neigst du dazu, deine Fähigkeiten in Frage zu stellen, und du neigst auch dazu, zu fürchten, was in der Zukunft kommt.

Um vorwärts zu kommen, müssen Sie unweigerlich die Unordnung reduzieren, um den Stress, der durch sie verursacht werden kann, zu reduzieren. Wenn Sie dies richtig machen können, erhalten Sie die erstaunlichsten Belohnungen, nämlich: einen sehr attraktiven Wohnort, ein deutlich geringeres Stressniveau und ein organisierteres und produktiveres Leben.

Aber natürlich musst du mit den grundlegendsten Dingen beginnen: Du musst dein Haus, deinen Arbeitsplatz und natürlich dein Leben aufräumen.

Machen Sie einige positive Selbstgespräche

Positives Denken hilft Ihnen, Stress zu bewältigen und Ängste und Ängste abzubauen. Wenn du jedoch der Typ bist, der dazu neigt, negatives Selbstgespräch zu üben, musst du es zu einem Punkt machen, an dem du diese ungesunde Praxis verlernst.

Frag dich immer selbst: Nimmst du Glas als etwas wahr, das halb voll oder halb leer ist? Diese Frage wurde zwar bereits gestellt, vielleicht vor Jahrzehnten oder Jahrhunderten, aber das Wesen und die Bedeutung bleiben bestehen. Indem Sie sich selbst testen, ob Sie ein Optimist oder ein Pessimist sind, dann wird es einfacher sein, die richtige Vorgehensweise zur Überwindung von Ängsten zu finden.

Es gibt verwandte Studien, in denen festgestellt wurde, dass Pessimismus und Optimismus viele Auswirkungen auf die Gesundheit und den körperlichen Zustand einer Person haben können. Aber mehr noch, es hat eine große Wirkung auf die Sichtweise eines Menschen. Die Art und Weise, wie sie die Angst eindämmen, wird davon stark beeinflusst. Positives Denken kann bei der effektiven Förderung des Stressmanagements helfen. Folglich kann es auch helfen, die eigenen Ängste zu kontrollieren. Auf der anderen Seite neigen Pessimisten dazu, ihren Ängsten nachzugeben.

Denken Sie daran, dass Sie einige positive Selbstgespräche führen müssen, um den Wert des Optimismus zu verstärken. Indem man positiv denkt, muss man nicht unbedingt die schlechten Dinge ignorieren, die um einen herum geschehen. Stattdessen lehrt positives Denken den Einzelnen, trotz der unangenehmen Lösung die Dinge auf die produktivste und positivste Weise zu tun. Du bist darauf trainiert zu denken, dass das Beste trotz aller Widrigkeiten passieren kann.

Positives Denken entsteht oft aus positivem Selbstgespräch. Positives Selbstgespräch ist wie ein grenzenloser Strom von Gedanken, die nicht gesprochen werden. Sie laufen und gehen normalerweise in deinem Kopf weiter. Bei pessimistischen Menschen ist der Gedankenfluss meist negativ. Aber für Optimisten entscheiden sie sich dafür, ihr Selbstgespräch immer positiv zu halten.

Denke daran, wenn die Gedanken negativ sind, lädst du negative Situationen ein. Du rechtfertigst die

Existenz deiner Ängste, indem du sie nährst, damit sie im Leben größer werden.

Laut Forschung, abgesehen von der erfolgreichen Bekämpfung der Angst, gibt es viele Vorteile, die sich aus einem positiven Selbstgespräch ableiten lassen. Die folgenden Beispiele sind nur einige der Beispiele:

- Eine signifikante Erhöhung der Lebenserwartung einer Person
- Geringere Depressionsrate
- Reduzierte Belastung durch Stress
- Höhere Beständigkeit gegen Grippe und Erkältung
- Verbesserung des physischen und psychischen Wohlbefindens und des Wohlbefindens
- Reduzierte Todesrate durch Herzinfarkt

- Verbesserte Fähigkeiten in der Bewältigung von Stress und Härten.

Sich an körperlichen Aktivitäten beteiligen

Das Erhalten körperlich ist eine der angenehmsten Methoden, um Ihre Angst zu bekämpfen. Indem du dich mehr an körperlichen Aktivitäten beteiligst, wirst du fit und gesund. Ihre Körperfunktionen werden sich normalisieren. Der wünschenswerteste Effekt von körperlichen Aktivitäten ist, dass Ihr Angstniveau reduziert wird. Nach den Erkenntnissen kann man zu dem Schluss kommen, dass das Angstniveau durch mehr Bewegung deutlich reduziert werden kann.

Um genauer zu sein, gibt es bevorzugte Trainingsroutinen, die helfen können, Angst und Unruhe zu reduzieren, darunter:

1. Schwimmen, Laufen und Radfahren, neben anderen aeroben Trainingsprogrammen.
2. Langfristige Trainingsprogramme (solche, die mindestens zwölf bis fünfzehn Wochen dauern) und nicht solche, die kurz sind.

Außerdem wurde festgestellt, dass Menschen, die außer Form sind, mehr von Bewegung profitieren als diejenigen, die bereits fit sind. Schließlich deuten Experimente darauf hin, dass diejenigen, die ein hohes Maß an Angst haben, tendenziell mehr davon profitieren, sich von körperlichen Aktivitäten zu beteiligen, als diejenigen, die wenig oder gar keine Angst haben.

Es wurde von einer Reihe von Studien empfohlen, dass eine Person jeden Tag mindestens eine halbe Stunde lang mäßige Bewegung ausüben sollte, wenn Sie den maximalen Nutzen aus der körperlichen Betätigung ziehen wollen. Die Erhöhung der Intensität Ihrer Trainingsroutinen wird auch nicht schaden. Es gibt separate Studien, die belegen, dass es hilfreich sein kann, damit Sie sich besser fühlen.

Untersuchung Ihrer Ernährung

Lebensmittel, die Angst lindern.

Sie können versuchen, Angst zu lindern, indem Sie nährstoffreiche Lebensmittel essen. Es gibt jedoch keinen wirklichen Zusammenhang zwischen den Arten von Lebensmitteln, die für einen Menschen mit Angst funktionieren. Dennoch gibt es immer noch Grund zu der Annahme, dass eine ausgewogene Ernährung die Bedürfnisse von Menschen mit Angst erfüllt.

Eine gute Ernährung und eine gesunde Ernährung sind ein Muss in unserem täglichen Leben. Mangel an Omega-3, Vitamin D, Magnesium, Vitamin-B-Komplex, Folsäure, Aminosäuren, Eisen, Zink, Jod und Selen sind stark mit Angst verbunden. Aber auch ein hoher Konsum von verarbeitetem Zucker, gesättigten Fettsäuren und Transfetten gilt als Auslöser für Angstzustände. Wenn Sie viele dieser Lebensmittel essen, geben Sie Ihrem Körper und Ihrem Gehirn nicht die Nährstoffe, die für eine einwandfreie Funktion erforderlich sind. Haben Sie ausgewogene und gesunde Mahlzeiten und schneiden Sie alle verarbeiteten Zucker, gesättigten Fette und Transfette, um Ihre Stimmung jeden Tag zu maximieren.

Essen Sie Lebensmittel mit Nährstoffen

Nährstoffreiche Lebensmittel unterstützen das Wachstum, die Reparatur und das Wohlbefinden des Körpers. Vitamine, Kohlenhydrate, Proteine und Mineralien werden von allen benötigt. Fett in der Ernährung würde nicht schaden. Wenn Sie nicht in der Lage sind, die richtige Menge an Nährstoffen zu essen, wird Ihr Körper nicht richtig funktionieren und kann Sie sogar krank machen.

Essentielle Antioxidantien auf dem Teller

Normale Körperfunktionen verursachen freie Radikale, die Dysfunktion und Alterung verursachen. Antioxidantien bekämpfen freie Radikale. Essen Sie Lebensmittel mit einem hohen Gehalt an Vitamin C, Beta-Carotin und Vitamin E. Das Gehirn ist gefährdet, wenn es um freie Radikale geht, wie die Studie zeigt. Diese Kraftfutter können freie Radikale in Schach halten:

Beta-Carotinreiche Lebensmittel: Brokkoli, Aprikosen, Karotten, Kantaloupe, Pfirsiche, Kollagen, Spinat, Süßkartoffeln, Kürbis

Vitamin C-reiche Lebensmittel: Brokkoli, Grapefruit, Heidelbeeren, Orangen, Paprika, Kiwi. Tomaten, Erdbeeren und Kartoffeln

Vitamin E-reiche Lebensmittel: Samen und Nüsse, pflanzliche Öle, Weizenkeime und Margarine.

Essen Sie die "richtigen Kohlenhydrate", um Ihren Geist zu beruhigen.

Serotonin, die "gute Laune", korreliert Kohlenhydrate. Es gibt eine Studie, die besagt, dass das Verlangen nach Kohlenhydraten das Serotonin verringert. Mit diesen Daten in der Hand, intelligente Entscheidungen zu treffen, wenn es um den Verzehr von Kohlenhydraten wie die Vermeidung von zuckerhaltigen Lebensmitteln, Keksen und Kuchen geht, kann die beste Wahl sein.

Lebensmittel, die bei Angstzuständen helfen können

Nun, da wir das Essen durchgegangen sind, das die Angst verschlimmern kann, hier ist eine Reihe von Lebensmitteln, die ihr helfen werden.

Nüsse

Genauer gesagt Mandeln, Cashewnüsse, Walnüsse und Paranüsse. Der Verzehr von 1-2 Paranüssen pro Tag erhöht nachweislich den Serotoninspiegel einer Person.

Frisches Obst und Gemüse

Es ist seit jeher bekannt, dass Gemüse und Obst gut für Sie sind. Die Vorteile werden von den Eltern, Büchern und den kleinen Broschüren in der Arztpraxis regelmäßig hervorgehoben. Und Ihr Verstand ist nicht von diesen Vorteilen ausgenommen; das Essen von frischen Produkten kann dazu beitragen, eine depressive Stimmung zu lindern. Spargel, Avocado, Heidelbeeren, Himbeeren und Brombeeren sind besonders effektiv, um die Stimmung zu verbessern.

Kamille und grüner Tee

Kamillentee sollte vor dem Schlafengehen getrunken werden, da er einen erholsamen Schlaf fördert. Das bedeutet, dass Sie möglicherweise einen Schlaf haben, der nicht von Angst und Unbehagen durchdrungen ist. Grüner Tee hat eine lange Liste von Vorteilen, die mit ihm verbunden sind, einschließlich der Hilfe bei Depressionen. Versuchen Sie, 2 Tassen grünen Tee pro Tag zu trinken.

Vollkornbrot

Hüttenkäse

Haferflocken

Brain Food

Essen Sie viel Nahrung, die Omega-3 enthält, da diese essentielle Fettsäure dazu beitragen kann, Ihre

Stimmung zu verbessern. Olivenöl und die meisten Meeresfrüchte sind besonders reich an dieser Fettsäure.

Genügend Schlaf bekommen

Es beginnt damit, wie Sie Ihren Tag beenden. Normalerweise neigen Sie dazu, der Angst zu erliegen, weil Ihr Gehirn und Ihr Körper nicht gut ausgeruht sind.

Nachforschungen zeigen, dass ein nicht einheitliches Schlafmuster viele schwerwiegende Folgen haben kann. Also, du solltest dein Bestes geben, um so viel Schlaf wie möglich zu bekommen. Der normale Schlafzyklus für einen besseren neuen Tag ist etwa acht Stunden lang. Wenn Sie so viel Schlaf bekommen, dann wird es wahrscheinlicher sein, dass Sie mit einer frischeren und besseren Lebenseinstellung aufwachen.

Schlafmangel ist ein wichtiger Faktor für Stress, Angst und irrationale Angst. Außerdem wirkt es sich negativ auf die körperliche Gesundheit einer Person aus. Und es funktioniert auf zwei Arten - Schlafmangel führt zu Angstzuständen und Angstzustände führen zu Schlafstörungen.

Wenn Sie sich derzeit ängstlich fühlen, sollten Sie sich ernsthaft bemühen, Schlafstörungen zu vermeiden. Sie müssen acht bis zehn Stunden einplanen, um die Schwierigkeit zu berücksichtigen, etwas Schlaf zu finden. Auch müssen Sie sich von den Gedanken befreien, die Ihnen Stress geben.

Entspannen Sie Ihre Atmung

Nicht jeder hat das Privileg, frei und leicht zu atmen. Du musst dieses Privileg in vollen Zügen genießen, und du wirst überrascht sein, denn es kann dir helfen, deine Ängste und Ängste zu bekämpfen.

Versuchen Sie, Ihre tiefen Atemübungen regelmäßig zu üben. Du musst einen Ort finden, an dem du nicht einfach von jemandem gestört wirst. So weit wie möglich sollte dieser Ort ruhig sein - ruhig genug, damit Sie Ihre eigene Atmung hören können. Während des Prozesses müssen Sie möglicherweise Ihre Kleidung lockern und die engen Kleidungsstücke entfernen. Dies wird Ihnen helfen, sich so angenehm wie möglich zu fühlen.

Finden Sie Ihren bequemsten Stuhl. Achten Sie darauf, dass Sie Ihren Kopf richtig stützen. Oder du kannst dich auf ein Bett oder den Boden legen. Legen Sie Ihre Hände mit den Handflächen nach oben auf die Seite. Wenn du dich hinlegst, versuche deine Beine so auszustrecken, dass du sie auseinander hältst. Wenn Sie auf einem Stuhl sitzen, kreuzen Sie auf keinen Fall Ihre Beine, da dies die freie Atmung beeinträchtigen könnte.

Für eine bessere Atmung musst du dich entspannen. Versuchen Sie, dies so langsam wie möglich zu tun und Ihren regelmäßigen und natürlichen Rhythmus zu finden. Diese Schritte werden dir helfen, dich zu beruhigen."

1. Füllen Sie Ihre Lungen mit der ganzen Luft, die Sie aufnehmen können. Achten Sie darauf, dass Sie keine Luft hineinzwingen. Versuchen Sie, Ihre Lungen von unten zu füllen.

2. Wenn du Luft ansaugst, benutze deine Nase. Benutze beim Ausatmen deinen Mund.

3. Versuchen Sie, so langsam wie möglich einzuatmen. Um es regelmäßig zu machen, versuchen Sie, von eins bis fünf zu zählen, während Sie den Atemzyklus beenden. Am Anfang werden Sie feststellen, dass es schwierig ist, fünf zu erreichen.
4. Das Gleiche gilt für das Ausatmen.
5. Versuche dies wiederholt zu tun, bis du deine Nerven beruhigt hast. Atmen Sie ohne Pause weiter. Halten Sie den Atem so weit wie möglich nicht zurück.

Entspanntes Atmen sollte von 3 bis 5 Minuten, mindestens dreimal täglich erfolgen. Wenn Sie gestresst oder ängstlich sind, kann es helfen, dies öfter zu tun.

Meditation

An dieser Stelle ist es notwendig zu definieren, was Meditation wirklich ist. Ja, Sie haben vielleicht eine Vorstellung davon, dass es sich um eine bekannte Entspannungsmethode handelt, aber die Wissenschaft sagt uns, dass es viel mehr ist. Durch eine Reihe von Forschungen wurde herausgefunden, dass Meditation zu einer Zunahme der Grauen Substanz im Gehirn führt. Vereinfacht ausgedrückt, findet die Meditation einen Weg, den Körper neu zu verkabeln, so dass er weniger Stress verspürt, wenn er den gleichen Aufwand betreibt. Am Ende schützt es dich davor, Angst und Schrecken zu empfinden.

In viel neueren Forschungsarbeiten wurde angenommen, dass Meditation einen guten Einfluss auf die Gehirnaktivität hat. Es kann Stimmung, Stress und Angst kontrollieren. Da es entspannend ist, kann

Meditation helfen, Gedanken zu blockieren, die deine Ängste und Ängste hervorrufen können.

Es gibt jedoch eine richtige Art der Meditation. Wenn du es richtig machst, wirst du Ruhe finden, und du wirst dich sogar energetisiert und erneuert fühlen. Richtige Meditation kann den Rest bewirken, und sie kann Ihre Angst und Ihren Stress abbauen. Ihr Körper hat die angeborene Fähigkeit, sich um Stress zu kümmern, während Sie schlafen. Wenn Sie jedoch nicht genügend Ruhe finden, können Stress und Schlaflosigkeit auftreten.

Wenn du Stress und Angst bekämpfen willst, solltest du dich für TM oder transzendentale Meditation entscheiden. Dies ist eine Technik, die wissenschaftlich erwiesen ist, um dem Körper einen der tiefsten bekannten Ruhezustände zu bieten. Es kann zu einer

Kohärenz der Gehirnströme führen. Innerhalb eines Zyklus von zwanzig Minuten Meditation wirst du dich selbst wacher fühlen. Außerdem werden Müdigkeit und Stress sofort reduziert. Laut Forschung kann dir transzendentale Meditation Ruhe und Gelassenheit geben.

Entspannen Sie Ihre Muskeln

Ob Sie es glauben oder nicht, diese Technik wird nur zwanzig Minuten Ihrer Zeit in Anspruch nehmen. Alles, was Sie tun müssen, ist, einige Ihrer Muskelgruppen zu dehnen und sie in ihren entspannten Zustand zu bringen. Auf diese Weise wirst du erfolgreich alle Spannungen lösen, die du in deinem Körper versteckst. Die Entspannung des Körpers und die Entspannung des Geistes wird bald folgen.

Hier ist, was du tun solltest: Zuerst müssen Sie Ihren Lieblingsplatz finden - am besten einen, der ruhig und warm ist. Dieser Ort sollte keine Ablenkungen haben. Dann kannst du dich dort hinsetzen oder hinlegen. Du musst deine Augen schließen und anfangen, dich auf deine Atmung zu konzentrieren - und versuchen, es so langsam und tief wie möglich zu tun.

Identifiziere deine schmerzenden Muskeln. Konzentriere dich länger auf diese Muskeln und verbringe Zeit damit, sie zu entspannen.

Dann, um Ihnen beim Entspannen zu helfen, sollten Sie vielleicht Ihre Lieblingsmusik spielen. Es sollte die beruhigende Art von Musik sein, nicht die ablenkende Art. Beachten Sie, dass es verschiedene

Muskelgruppen gibt, auf die Sie sich konzentrieren müssen:

1. Gesichtsmuskulatur - es ist notwendig, die Augenbrauen so zu drücken, dass sie sich begegnen. Der resultierende Gesichtsausdruck ähnelt dem der Stirnrunzeln. Danach kannst du loslassen.

2. Nackenmuskulatur - Neigen Sie Ihren Kopf sanft nach vorne. Drücken Sie dann Ihr Kinn nach unten zur Brust und heben Sie es wieder langsam an.

3. Schultermuskeln - Ziehen Sie jede Ihrer Schultern in Richtung des entsprechenden Ohres und versuchen Sie dann, sie zu entspannen, während Sie jede in Richtung des entsprechenden Fußes bewegen.

4. Brustmuskeln - Versuchen Sie, so langsam wie möglich zu atmen und stellen Sie sicher, dass Sie

Ihr Zwerchfell spüren. Diese befindet sich direkt unter der unteren Rippe. Auf diese Weise können Sie sicher sein, dass Sie Ihre gesamte Lunge nutzen. Versuchen Sie, langsam auszuatmen und Ihren Bauch entlüften zu lassen, bis die gesamte Luft in Ihrer Lunge freigesetzt wird.

5. Armmuskeln - Versuchen Sie, jeden Ihrer Arme von Ihrem Körper wegzubewegen. Greifen Sie für ein paar Sekunden nach dem weitesten Punkt, den Sie erreichen können, und entspannen Sie sich dann.

6. Beinmuskulatur - Drücken Sie jede Ihrer Zehen von Ihrem Körper weg und ziehen Sie dann jede von ihnen zu Ihrem Körper. Jetzt versuche dich zu entspannen.

7. Handgelenkmuskeln - versuchen Sie, jedes Ihrer Handgelenke zu dehnen, indem Sie versuchen,

jede Ihrer Hände nach oben in Richtung Ihrer Richtung zu ziehen. Ziehen Sie dann vorsichtig an jedem Ihrer Finger. Danach bist du bereit, dein Handgelenk zu entspannen.

Führen Sie die gesamte Routine mit so viel Zeit wie nötig durch. Noch wichtiger ist es, diese zu tun, während deine Augen geschlossen sind, damit du Frieden mit dir selbst finden kannst.

Achtsamkeit üben

Achtsamkeit ist ein wirksames Mittel, um das Nachdenken und die Besorgnis zu beenden. Dies beinhaltet einen Prozess der Nutzung der unvoreingenommenen Art des Bewusstseins, um seine Emotionen und Gedanken zu präsentieren oder auszudrücken. Es dient als Strategie in der Kognitions- und Verhaltenstherapie.

Studien zufolge kann Achtsamkeit helfen, Angst und Schrecken zu überwinden, weil sie Menschen ermutigt, ihren Denkstil zu ändern. Es wird auch erwartet, dass sie sich von Sorgen und Rumination als Methode der emotionalen Reaktion lösen. Mit Achtsamkeit neigen die Menschen dazu, über spezifischere und konkretere Methoden der Lösungsfindung nachzudenken. Experten nennen dieses Phänomen den Kognitiven, der das Denken umstrukturiert. Dies fördert eine positivere Denkweise.

Achtsamkeit sollte jedoch nicht missverstanden werden als eine Methode, um direkte Lösungen für komplizierte Probleme zu finden. Seien Sie jedoch gewarnt, dass die Dinge nicht so einfach sind.

Stattdessen sollte Achtsamkeit als eine Technik oder Fähigkeit betrachtet werden. Es ist eine Strategie zur Kontrolle Ihrer Aufmerksamkeit, und diese kann durch tägliches und kontinuierliches Training verbessert werden.

Durch ein systematisches Training der Achtsamkeit können Sie die Art und Weise, wie Sie mit Ihrer Angst umgehen, deutlich verbessern. Selbst Patienten mit Depressionen werden durch Achtsamkeitstechniken unterstützt.

Verwandeln Sie Ängste in Inspirationen.

Um deine Ängste zu überwinden, musst du einen Weg finden, sie in Inspiration zu verwandeln. Um Ihnen zu helfen, gibt es mindestens vier Methoden, um

Ihre Ängste erfolgreich in Inspirationsquellen zu verwandeln.

1. Lebe auf die einfachste Art und Weise. Wenn Sie mit der minimalistischen Art des Lebensstils nicht vertraut sind, können Sie jetzt damit beginnen, darüber zu forschen. Im Wesentlichen wird es dir helfen, zu den Grundlagen zurückzukehren. Es wird dich lehren, dich nicht an materiellen Dingen festzuhalten. Wenn du eine einfache Art von Leben führst, hast du weniger Grund zur Angst.

2. Schreibe alles auf. Oft, wenn dein Verstand mit Ideen gefüllt ist - ob hell oder langweilig - hast du zu viel Angst, dass du sie alle verlieren könntest. Traue niemals deiner rostigen Erinnerung! Schreibe alles auf, damit du dein Gehirn befreien kannst. Sie können einen Notizblock und einen Stift in Ihrem Auto, in

Ihrem Schlafzimmer und im Büro aufbewahren. Oder Sie können Ihr mobiles Gerät verwenden, um dies erfolgreich zu tun.

3. Beruhige dich! Ein mit Angst gefüllter Körper ist ein Körper, dem es an Entspannung mangelt. Es gibt Techniken, die Sie abonnieren können, um Ihr Schlaf- und Entspannungsprogramm zu verbessern. Die beste Nachricht ist, dass die meisten von ihnen kostenlos sind.

4. Ändere die mentalen Gewohnheiten, die dich an deinen Ängsten und Ängsten festhalten. Die Art und Weise, wie du denkst, kann die Art und Weise verbessern, wie du dein Leben siehst.

Um deine Ängste in Inspiration umzuwandeln, musst du dich mit dir selbst vertraut machen. Viele Leute sagen jedoch, dass sie zu beschäftigt sind, um sich zu entspannen. Das ist ein Problem, denn man muss wirklich bereit sein, bevor positive Ergebnisse erzielt werden können. Aber man kann nie zu beschäftigt sein.

Wenn du wirklich dein Leben ändern willst. Wenn sich dein Leben zwangsläufig zum Besseren wenden wird, dann musst du alles tun, was nötig ist. Und ja, die meiste Zeit dauern Techniken in der Regel nur wenige Minuten, um die Art und Weise zu ändern, wie Sie denken. Und die Techniken sind überhaupt nicht kompliziert.

Haben Sie einen offenen Geist. Und die Umwandlung von Angst oder Ängsten in Inspiration erfordert viele Schritte, aber sie beginnt mit einem offenen Geist. Dies wird dir helfen, deinen Weg aus der Angst zu finden und ein inspiriertes Leben zu führen.

Du musst deinen Geist bewusst leiten, um dich von ungeschickten und kontraproduktiven Emotionen wie Angst, Wut und Angst zu lösen. Du musst einen Weg finden, diese durch Fröhlichkeit und Freundlichkeit zu ersetzen - das ist der Schlüssel zu echtem Glück.

Kapitel 5: Aktionsplan I - Umgang mit Angstgedanken

Nichts beeinflusst deine Gedanken so sehr wie Angst. Plötzlich kommt die Welt zum Stillstand, und ihr beginnt zu denken, dass alltägliche Dinge und Situationen euch bedrohen können. Das Gefühl, dass alles schief geht und du nicht in der Lage sein wirst, mit der Situation umzugehen, macht Angst psychologisch gefährlich.

Du kannst anfangen, normale Situationen zu finden, oder Situationen, die dir beim letzten Mal normal erschienen sind, potenziell gefährlich. Zum Beispiel kann ein Husten Sie stören und Sie zwingen zu denken, dass Sie an einer chronischen Erkrankung leiden, für die Husten ein Symptom ist, oder Ihr Kind ist 10 Minuten von der Schule entfernt, kann Sie zwingen, über all die falschen Dinge nachzudenken, die ihm hätte passieren können.

In der Regel leben Menschen mit Angst unter der ständigen Angst, dass etwas so sehr schief läuft, dass sie schrecklich sein können. Was sie fürchten, ist nicht nur die Situation, sondern auch die Tatsache, dass sie nicht in der Lage sein werden, sie zu bewältigen und darin ruhig und sicher zu bleiben. Das ist eine Art Teufelskreis. Wenn du dich ängstlich fühlst, bist du umgeben von Gedanken an Angst, Faden und Vermeidung. Außerdem, wenn Sie eine Situation als negativ oder bedrohlich betrachten, werden Sie sich wahrscheinlich darüber Sorgen machen.

Was du denkst, wirkt sich direkt auf das aus, was du fühlst, und wenn du deine Gedanken einschränken kannst, werden deine Angstzustände automatisch sinken. Nehmen wir das Beispiel von zwei Damen, die darauf warten, dass ihre Kinder von einer Party nach Hause kommen, spät in der Nacht. Ihre Kinder sind aus einer Gruppe und hatten versprochen, um 11 Uhr in dieser Nacht wiederzukommen. Die First Lady beginnt in Panik zu geraten, als die Uhr 11 schlägt, und jede Minute danach, wenn ihre Angstwerte steigen. Um ihr Elend noch zu vergrößern, beginnt sie, über all die schlimmen Dinge nachzudenken, die ihrem Kind hätte passieren können, was die Angst im Wesentlichen noch verstärkt.

Auch die zweite Dame ist gespannt, warum ihr Kind mit 11 Jahren nicht zurück ist. Sie erinnert sich jedoch an all die Zeiten, in denen ihr Kind versprochen hatte, um eine bestimmte Zeit zurück zu sein und 10 Minuten zu spät gekommen war, so dass ihre Angstzustände abnahmen. In beiden Fällen bekamen die Damen jedoch Angst, während die erste Dame ihr Angstniveau erhöhte, indem sie über Dinge nachdachte, die ihre Besorgnis eskalierten, während die zweite Dame an Dinge dachte, die ihr halfen, ihre Angst zu bewältigen.

Es genügt zu sagen, dass Gedanken einen signifikanten Einfluss auf Ihr gesamtes Angstniveau haben. Ein erhöhtes Angstniveau führt zu schwerwiegenderen körperlichen Symptomen. Der beste Weg, das Szenario zu managen, ist, den Zyklus von Angst und Gedanken zu durchbrechen, indem man aus einer positiven und konstruktiven Perspektive denkt.

Um Ihnen zu helfen, mit ängstlichen Gedanken umzugehen, müssen Sie sich etwas Zeit nehmen und der unten beschriebenen zweistufigen Übung folgen.

1. Der erste Schritt ist, die Gedanken zu identifizieren, die dich ängstlich machen.
2. Der zweite Schritt ist, diese Gedanken durch alternative Gedanken zu ersetzen, die konstruktiver und realistischer sind.

Während wir in diesem Kapitel vorankommen, werden wir diese beiden Schritte genauer untersuchen und wie Sie sie in Ihrem täglichen Leben umsetzen können.

Du kannst Angst nicht herausfordern, es sei denn, du kennst die Ursache dafür. Das ist genau der Grund, warum es äußerst wichtig ist, ängstliche Gedanken zu erkennen. Dabei ist es ebenso wichtig zu sagen, dass dieser Identifikationsprozess nicht einfach sein wird. Solche Gedanken sind automatisch und so schnell im Auftreten, dass Sie nicht einmal erkennen, dass etwas, von dem Sie dachten, dass es gerade Ihre Angstniveaus erhöht hat. Glücklicherweise sind die Auswirkungen der Angst sind so, dass Sie wissen werden, dass Sie besorgt sind und die Anwendung der umgekehrten Psychologie auf die Ursache ist die einzige Option, die bei Ihnen liegt. Während du übst, wird es einfacher, solche Gedanken zu identifizieren.

Typischerweise ängstliche Gedanken, die die Form von "Was wäre wenn" und "Ich glaube nicht, dass ich damit umgehen kann" annehmen. Wenn du in letzter Zeit eine peinliche Situation erlebt hast oder einen Vorfall, der einen schweren Einfluss auf deinen Geist hatte, dann kann das Wiedererleben des Vorfalls in unserem Geist auch ein Grund zur Angst sein. Der schwierigste Aspekt bei der Identifizierung ängstlicher Gedanken ist, dass Sie bereits ängstlich sind, und in der Lage zu sein, Ihren Geist zu diesem Zeitpunkt für eine

Analyse dieses Grades zu kontrollieren, kann schwierig sein.

Daher ist es eine gute Idee, gut formulierte Fragen zu haben, die man sich jedes Mal stellt, wenn man sich Sorgen macht. Zum Beispiel, wie du selbst:

- Warum fühle ich so?
- Wie hat es angefangen?
- Sind alle meine Annahmen tatsächlich wahr?
- Wird das wirklich passieren?
- Wie wird sich das auf mich, mein Leben und die Menschen um mich herum auswirken?

Wie fange ich an?

Vorbereitung einer Gedankenaufzeichnung

Während Sie diese Aktivität durchführen, sollten Sie Ihre Gedanken und Antworten in einem Tagebuch festhalten. Dies wird Ihnen helfen, die Situation zu einem späteren Zeitpunkt mit einem ruhigeren Geist zu analysieren. Auf diese Weise können Sie die gesammelten Informationen zur Bewältigung von Ängsten für zukünftige Fälle nutzen, auch wenn Sie sich zum Zeitpunkt des Auftretens nicht selbst helfen konnten. Dieses Erfassungsblatt kann auch eine wichtige Rolle bei der Bestimmung von Verhaltensmustern und der Identifizierung von zugrunde liegenden Problemen spielen, falls solche vorhanden sind.

Bestimmen Sie die realistischen Gedanken aus ängstlichen Gedanken.

Sobald der Identifikationsprozess abgeschlossen ist und Sie wissen, wie Sie es zum Zeitpunkt der Angst tun können, sowie das Muster über einen Zeitraum zu analysieren, ist der nächste Schritt, festzustellen, ob die Gedanken realistisch sind. Die meisten ängstlichen Gedanken sind eigentlich Annahmen oder übertriebene Reaktionen auf Situationen. Daher wird Ihnen dieser Schritt helfen, einen realistischen und objektiven Standpunkt zur Situation zu erhalten.

In Zukunft müssen Sie nach einer alternativen Denkweise über die Situation suchen. Dies ist eine gewaltige Aufgabe, und Sie müssen diese Methode viel üben, bevor Sie ein Experte dafür sein können. Im vorherigen Schritt hatten Sie eine Gedankenaufzeichnung vorbereitet. In diesem Schritt können Sie der Gedankenaufzeichnung zwei Spalten hinzufügen, eine für Beweise, die Ihren Gedanken unterstützen, und eine für Beweise, die ihm entgegenstehen. Verwenden Sie diese Spalten, um eine neue Spalte zu erstellen, die einen alternativen und realistischen Gedanken liefert, um den bestehenden ängstlichen Gedanken zu ersetzen.

Bewertung

Keine Methode ist effektiv, es sei denn, sie kann Ihnen helfen, Ihre Angstzustände zu reduzieren. Bevor Sie sich also hinsetzen, um den Datensatz zu schreiben: Bewerten Sie Ihre Angstzustände, indem Sie sie auf einer Skala von 1 bis 10 bewerten; 1 ist die am wenigsten ängstliche und 10 die höchste. Bewerten Sie Ihre Angstzustände, nachdem Sie den alternativen Gedanken mit der hier abgebildeten Methode bewertet haben. Dies wird Ihnen helfen zu wissen, ob die Methode für Sie funktioniert.

Kapitel 6: Aktionsplan II - Umgang mit Sorgen

Besorgnis erregendes Verständnis

Menschen, die sich über Angst beklagen, machen sich in der Regel große Sorgen, viel mehr als sie sollten. Wenn Sie ein chronischer Sorgenkind sind, stehen die Chancen gut, dass Sie sich um viele Dinge sorgen. Deshalb wirst du einige Sorgen-Themen in deinem Kopf haben. Wenn du lernst, mit einem Sorgen-Thema umzugehen, kann dein Verstand zu einem anderen wechseln. Es wird schnell klar, dass nicht die Vorfälle das Problem sind; das Problem liegt in dir, und in der Art und Weise, wie du die Dinge wahrnimmst. Deshalb ist das, was du managen musst, nicht die Situation, sondern du musst dich selbst managen.

Eine weitere Sache, die du verstehen musst, ist, dass die Sorge ein Labyrinth für sich allein ist. Wenn du glaubst, dass Sorgen eine schlechte Sache ist, dann wirst du dich um die Tatsache sorgen, dass du dich sorgst. Auf der anderen Seite, wenn du anfängst zu glauben, dass Sorgen gut ist, wirst du dich weiterhin um das sorgen, was nicht genug ist.

Einige Menschen haben Angst vor den negativen Auswirkungen des Sorgens und darüber, wie es sich negativ auf sie auswirken kann. Solche Gedanken nehmen normalerweise die Form an, sich um die Tatsache zu sorgen, dass die Sorge außer Kontrolle geraten ist, oder zu erkennen, dass sie schädlich ist und nichts dagegen tun zu können.

Was noch schlimmer ist, ist, dass du nicht einmal weißt, ob du dir zu viel Sorgen um das Sorgen machst. Um dies festzustellen, musst du dich fragen, ob Besorgnis ein Problem ist und was das Schlimmste ist, was dir passieren kann, wenn du dich weiterhin Sorgen machst. Schließlich kann eine schnelle Bewertung, ob es möglich ist, dass Sie aufhören, sich Sorgen zu machen, zu einer angemessenen Schließung der Situation führen.

Wenn man über Sorgen und Befürchtungen spricht, ist das Einzige, was die Menschen am meisten beunruhigt, die Tatsache, dass sie ihre Gefühle nicht kontrollieren können. Um diesen Glauben in Frage zu stellen, ist das erste, was du tun musst, nach einem Vorfall zu suchen, bei dem du besorgt warst. Bewerten Sie die Situation, um ein paar Fragen zu beantworten:

- War es dir möglich, deine Sorgen zu kontrollieren?

- Wie sehr hast du aufgehört, dir Sorgen zu machen?
- Konntest du diese Sorgen am Ende beenden?
- Wenn ja, was war die Ursache für diese Unterbrechung?

Nun, da du die Situation in vollem Umfang analysiert hast, betrachte deine Angstsituation in ihrer Gesamtheit.

- Wie oft hast du dir Sorgen gemacht und konntest du deine Sorgen kontrollieren?
- Fällt dir ein Vorfall ein, bei dem du deine Sorgen erfolgreich loswerden konntest? Wenn ja, wie?

Am Ende dieser Analyse werden Sie in der Lage sein, besser einzuschätzen, ob Ihre besorgniserregende Situation beherrschbar ist oder nicht. Das größte

Problem bei der Kontrolle von Sorgen und ängstlichen Gedanken ist, dass es ziemlich schwierig ist, sie zu kontrollieren oder zu unterdrücken. Wenn du versuchst, solche Gedanken loszuwerden und an etwas anderes zu denken, wirst du wahrscheinlich auf diese angstauslösenden Gedanken zurückkommen, egal was passiert. Es ist eine menschliche Psychologie, mehr von den Dingen zu denken, von denen man denkt, dass man nicht denkt. Wenn ich dich zum Beispiel bitte, nicht an die weiße Taube zu denken, werden dir immer wieder Bilder davon in den Sinn kommen.

Wie können Sie mit der Sorge umgehen?

Kontrollierte Sorgenzeiten ist ein Konzept, das Ihnen dabei helfen soll. Wenn Sie dies ein paar Mal erreichen können, werden Sie ein Gefühl der Kontrolle über die Situation bekommen, das Ihnen helfen wird, den Teufelskreis der unkontrollierbaren Sorge zu durchbrechen.

Das Konzept der kontrollierten Sorgenzeit basiert auf der Tatsache, dass Sie eine feste Zeitspanne, einen Ort und eine genaue Zeit für die Sorge festlegen müssen. Dies sollte jeden Tag zur gleichen Zeit geschehen.

Wann immer Sie sich Sorgen machen möchten, müssen Sie sich sagen, dass Sie dieses Thema zu einem späteren Zeitpunkt aufgreifen werden, der für die Sorge vorgesehen ist. Während Sie für diese Aktivität jede Tageszeit wählen können, ist es am besten, dies kurz vor dem Schlafengehen zu vermeiden.

1. Verbringen Sie nicht mehr als 15 Minuten damit, sich um all die Dinge zu kümmern, die Sie während des Tages markiert haben.
2. Brainstorming selbst, und in dem Moment, in dem du entscheidest, dass es sich nicht mehr lohnt, sich um die Angelegenheit zu kümmern, musst du aufhören, dir Sorgen zu machen.

Um sicherzustellen, dass Sie keine der Tagesordnungen vergessen, die Sie sich für die Zeit der Sorgen gemacht haben, notieren Sie Ihre Sorgen für den Tag auf einem dafür vorgesehenen Notizblock. Das Schöne an dieser Methode ist, dass sie mit Ihrer Psychologie so spielt, dass Sie Ihren Geist nicht bitten, mit der Sorge aufzuhören. Sie geben ihm eigentlich einen späteren Termin, um sich Sorgen zu machen.

Kapitel 7: Aktionsplan III - Umgang mit Vermeidung

Wenn eine Situation Sie ängstlich macht, ist es verständlich und offensichtlich, dass Sie versuchen werden, die Situation um jeden Preis zu vermeiden. Dies ist in Wirklichkeit eine kurzfristige Lösung für Ihr Problem. Du wirst die Situation vermeiden, und du wirst dich ihr nicht stellen müssen. Daher ist es im Moment eine gute Strategie, um die Angst loszuwerden. Wenn Sie jedoch über die langfristigen Auswirkungen von Angst sprechen, werden Sie feststellen, dass ein solches Verhalten Ihre Chancen verringert, in Zukunft mit Angst umgehen zu können.

Nehmen wir das Beispiel eines Menschen, der soziale Situationen fürchtet und die Teilnahme an gesellschaftlichen Veranstaltungen vermeidet. Ihre

Freunde laden sie zum Kaffee ein, aber sie macht sich eine Ausrede. Mit anderen Worten, sie vermeidet die Situation. Wenn dieselben Freunde sie jedoch noch einmal um ein Date bitten, wird sie wahrscheinlich umso ängstlicher sein, ihre Freunde zu treffen, weil sie sie beim letzten Mal nicht getroffen hatte, und sie wird erklären müssen, dass sie eine weitere Einladung ablehnt.

In gewisser Weise war das Mädchen besorgt, Teil eines gesellschaftlichen Treffens zu sein, also vermied sie die Situation. Während diese Vermeidung ihr half, die damalige Situation zu bewältigen, leistete sie keinen wesentlichen Beitrag, um ihr bei der Bewältigung solcher Situationen zu helfen, die in der Zukunft auftreten können, und wenn sie das nächste Mal mit einer solchen Situation konfrontiert wird, wird sie sich wieder ängstlich fühlen. Sie müssen diesen Zyklus unterbrechen, um Ihr Angstproblem zu lösen.

Natürlich wird es Ihnen nicht helfen, sich dem Problem nicht zu stellen. Du musst dich der Situation stellen und den Kreislauf durchbrechen. Sich ängstlich zu fühlen, ist natürlich und in manchen Fällen auch gut. Du musst nicht glauben, dass es etwas Abnormales an der Tatsache gibt, dass du dich ängstlich fühlst. Außerdem, sobald Sie sich der Situation stellen, werden Sie feststellen, dass die Angstniveaus automatisch gesunken sind. Dies wird auch die Angstniveaus reduzieren, die Sie beim nächsten Mal erleben werden, wenn Sie mit einer ähnlichen Situation konfrontiert werden.

Drei Dinge, die Sie für das Management der Vermeidung tun können

Zuerst nehmen Sie überhaupt an, dass Sie in der Lage sind, alle Ihre Angst loszuwerden, das erste Mal, wenn Sie eine Angst-provozierende Situation antreffen. Es handelt sich um einen schrittweisen Prozess.

Zweitens, in Ihren Versuchen, mit der Angst umzugehen, müssen Sie sich einer angstauslösenden Situation stellen, die am wenigsten angstauslösend ist.

Sobald du dich ihr stellen kannst, wirst du im Vertrauen aufsteigen und in einer viel besseren Position sein, um einer größeren angstauslösenden Situation zu begegnen als der letzten. Schließlich ist es eine gute Idee, eine Liste aller Dinge zu erstellen, die dich ängstlich machen. Obwohl diese Aktivität Angst hervorruft und viel harte Arbeit für dich bedeutet, kann es eine gute Möglichkeit sein, mit den Situationen umzugehen, in denen sie dich sehen.

Schlussworte

Angst ist etwas, das in unserer modernen Gesellschaft weit verbreitet ist. Es ist bereits an einem Punkt angelangt, an dem jeder ein potenzielles Opfer ist, und sie wissen vielleicht nicht einmal mehr davon. Es ist wirklich eine negative Erfahrung, und die Intensität kann variieren. Wenn du mit Angst und Schrecken kämpfst, könntest du das Gefühl haben, dass du hoffnungslos bist. Es könnte sich sogar so anfühlen, als wäre es für dich unmöglich, es zu überwinden. Aber hier ist die gute Nachricht: Es gibt körperliche und geistige Möglichkeiten, die Angstzustände zu reduzieren. Es wird in diesem Buch ausführlich diskutiert.

Ich hoffe, dass dieses Buch Ihnen geholfen hat, auf die Angst direkt an ihrem Verlauf hinzuweisen. Wenn Sie vor kurzem mit Angst und Angstattacken zu kämpfen hatten, müssen Sie sie sofort bekämpfen, indem Sie die Ursache des Problems identifizieren. In einer Zusammenfassung hat dieses Buch Sie dazu angeleitet, die folgenden Fragen zu beantworten:

a. Können Sie die Quelle der Angst in Ihrer unmittelbaren Umgebung identifizieren?

b. Gibt es ein unglückliches Ereignis, das eine mögliche Ursache für Ihre Angst sein kann?

c. Gibt es ein Meeting, eine Veranstaltung oder eine Aktivität, die Ihre Angst auslösen könnte?

Nach sorgfältiger Identifizierung der Quelle der Angst können Sie die in diesem Buch vorgestellten Wege und Aktionspläne problemlos anwenden.

Anhand der Antworten, die Sie erhalten, können Sie leicht erkennen, ob Ihre Ängste und Sorgen lösbar sind.

Indem du deine Angst kennst, kannst du sagen, ob du genügend Fähigkeiten hast, um entsprechend damit umzugehen.

Denke daran, es gibt Fälle, in denen nur die Zeit das Problem lösen kann, und du kannst nichts dagegen tun. Wenn du denkst, dass die Quelle deiner Angst deine Vorstellungskraft ist, musst du dich ernsthaft anstrengen, um sie aus deinem Bewusstsein zu nehmen. Wenn du denkst, dass die Quelle der Angst etwas Reales ist, dann musst du dem gegebenen Aktionsplan folgen und die folgenden Fragen beantworten:

a. Was kann getan werden, um die Intensität deiner Angst zu reduzieren?

b. Kann es innerhalb kurzer Zeit behoben werden oder benötigen Sie etwas Zeit?

c. Um zu verhindern, dass sich das Problem wiederholt, was kann man tun?

Fazit

Ich hoffe, dass dieses Buch dir geholfen hat, deine Angstzustände zu bewältigen. Egal, wie du dich entscheidest, deine Angst zu managen, denk daran, dass es nichts Ungewöhnliches daran gibt, ängstlich zu sein. Versuche dich daran zu erinnern, dass die Dinge, über die du Angst hast, Dinge sind, die eine solche Reaktion von dir nicht verdienen.

Es gibt keine schnelle Lösung oder eine Lösung, die für alle geeignet ist, wenn es um das Management von Angst geht. Es wird eine Menge harter Arbeit von deinem Ende erfordern. Sie müssen die in diesem Buch beschriebenen Techniken üben und bei Bedarf in Ihrer besten Kapazität einsetzen, um das Beste aus ihnen herauszuholen.

Der nächste Schritt ist, die Informationen in diesem Buch zu verwenden.

Über den Co-Autor

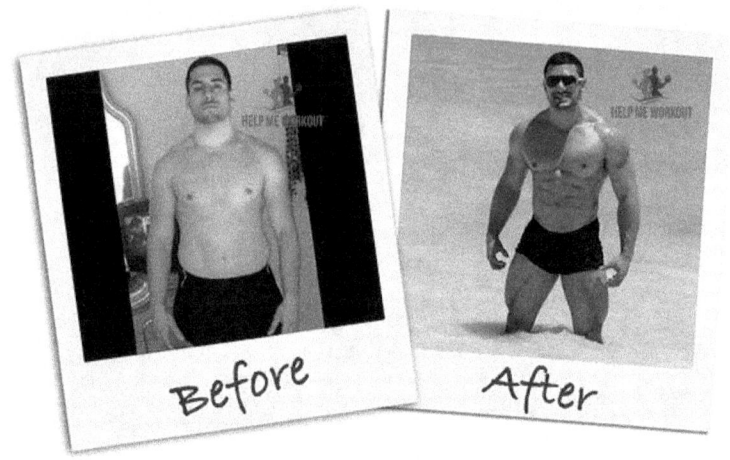

Mein Name ist George Kaplo; ich bin zertifizierter Personal Trainer aus Montreal, Kanada. Ich beginne mit dem Satz, dass ich nicht der größte Typ bin, den du je treffen wirst, und das war nie wirklich mein Ziel. Tatsächlich begann ich damit, meine größte Unsicherheit zu überwinden, als ich jünger war, was mein Selbstvertrauen war. Dies lag an meiner Körpergröße von nur 168 cm (5 Fuß 5 Zoll), es drückte mich nach unten, um alles zu versuchen, was ich jemals im Leben erreichen wollte. Sie können einige Herausforderungen im Augenblick durchlaufen, oder Sie können einfach fit werden wollen, und ich kann sicherlich erzählen.

Für mich persönlich war ich immer irgendwie an der Gesundheits- und Fitnesswelt interessiert und wollte durch die zahlreichen Mobbingfälle in meinen Teenagerjahren über meine Größe und meinen übergewichtigen Körper etwas Muskeln gewinnen. Ich dachte, ich könnte nichts gegen meine Größe tun, aber ich kann sicher etwas dagegen tun, wie mein Körper aussah. Dies war der Beginn meiner Transformationsreise. Ich hatte keine Ahnung, wo ich anfangen sollte, aber ich habe gerade erst angefangen. Ich fühlte mich manchmal besorgt und ängstlich, dass andere Leute sich über mich lustig machen würden, weil ich die Übungen falsch gemacht hatte. Ich wünschte immer, ich hätte einen Freund neben mir, der sachkundig genug war, um mir zu helfen, loszulegen und mir "die Seile zu zeigen".

Nach viel Arbeit, Studium und unzähligen Versuchen und Fehlern. Einige Leute begannen zu bemerken, wie ich immer fiter wurde und wie ich anfing, ein starkes Interesse an dem Thema zu entwickeln. Dies veranlasste viele Freunde und neue Gesichter, zu mir zu kommen und mich um Fitnessberatung zu bitten. Zuerst schien es seltsam, als die Leute mich baten, ihnen zu helfen, in Form zu kommen. Aber was mich am Laufen hielt, war, als sie begannen, Veränderungen in ihrem eigenen Körper zu sehen und mir sagten, es sei das erste Mal, dass sie echte Ergebnisse sahen! Von dort aus kamen immer mehr Menschen zu mir, und nach so viel Lesen und Lernen in diesem Bereich wurde mir klar, dass es mir geholfen hat, aber es erlaubte mir auch, anderen zu helfen. Ich bin inzwischen zertifizierter Personal Trainer und habe bisher zahlreiche Kunden geschult, die erstaunliche Ergebnisse erzielt haben.

Heute besitzen und betreiben mein Bruder Alex Kaplo (ebenfalls zertifizierter Personal Trainer) und ich dieses Verlagsunternehmen, in dem wir leidenschaftliche und fachkundige Autoren dazu bringen, über Gesundheits- und Fitnessthemen zu schreiben. Wir betreiben auch eine Online-Fitness-Website "HelpMeWorkout.com" und ich würde mich gerne mit Ihnen in Verbindung setzen, indem ich Sie einlade, die Website auf der folgenden Seite zu besuchen und unseren E-Mail-Newsletter zu abonnieren (Sie erhalten sogar ein kostenloses Buch).

Last but not least, wenn du in der Position bist, in der ich einmal war und du eine Anleitung willst, zögere nicht und frage.... Ich werde da sein, um dir zu helfen!

Dein Freund und Coach

George Kaplo

Zertifizierter Personal Trainer

Ein weiteres Buch kostenlos herunterladen

Ich möchte Ihnen für den Kauf dieses Buches danken und Ihnen ein weiteres Buch anbieten (genauso lang und wertvoll wie dieses Buch), "Health & Fitness Errors You Don't Know You't Making", völlig kostenlos.

Besuchen Sie den untenstehenden Link, um sich anzumelden und erhalten Sie ihn: www.hmwpublishing.com/gift

In diesem Buch werde ich die häufigsten Gesundheits- und Fitnessfehler aufschlüsseln, die Sie wahrscheinlich gerade jetzt begehen, und ich werde Ihnen zeigen, wie Sie leicht in die beste Form Ihres Lebens kommen können!

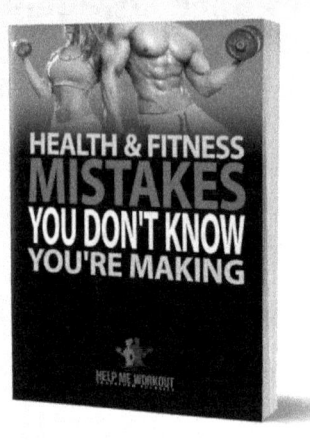

Zusätzlich zu diesem wertvollen Geschenk haben Sie auch die Möglichkeit, unsere neuen Bücher kostenlos zu erhalten, Werbegeschenke zu erhalten und andere wertvolle E-Mails von mir zu erhalten. Besuchen Sie auch hier den Link zur Anmeldung: www.hmwpublishing.com/gift

Copyright 2017 by HMW Publishing - Alle Rechte vorbehalten.

Dieses Dokument des HMW Verlages im Besitz der Firma A& G Direct Inc. zielt darauf ab, genaue und zuverlässige Informationen zu dem behandelten Thema und Thema zu liefern. Die Veröffentlichung wird mit der Vorstellung verkauft, dass der Verlag nicht verpflichtet ist, buchhalterisch qualifizierte Dienstleistungen zu erbringen, die offiziell erlaubt oder anderweitig erlaubt sind. Wenn eine Beratung erforderlich ist, sei es rechtlich oder beruflich, sollte eine im Beruf tätige Person bestellt werden.

Aus einer Grundsatzerklärung, die von einem Komitee der American Bar Association und einem Komitee der Verleger und Verbände gleichermaßen akzeptiert und genehmigt wurde.

Es ist in keiner Weise erlaubt, dieses Dokument zu reproduzieren, zu vervielfältigen oder Teile davon in elektronischer Form oder in gedruckter Form zu übertragen. Die Aufzeichnung dieser Publikation ist strengstens untersagt, und die Speicherung dieses Dokuments ist ohne schriftliche Genehmigung des Herausgebers nicht gestattet. Alle Rechte vorbehalten.

Die hierin enthaltenen Informationen gelten als wahrheitsgemäß und konsistent, da jede Haftung in Bezug auf Unachtsamkeit oder anderweitig durch die Verwendung oder den Missbrauch von Richtlinien, Prozessen oder Anweisungen, die darin enthalten sind, in der alleinigen und vollständigen Verantwortung des Empfängerlesers liegt. Unter keinen Umständen wird dem Verlag gegenüber eine rechtliche Verantwortung oder Schuld für Reparaturen, Schäden oder finanzielle Verluste aufgrund der hierin enthaltenen Informationen, weder direkt noch indirekt, übernommen.

Die hierin enthaltenen Informationen werden ausschließlich zu Informationszwecken angeboten und sind daher universell einsetzbar. Die Darstellung der Informationen erfolgt ohne Vertrag oder jegliche Garantiezusage.

Die verwendeten Marken sind ohne Zustimmung, und die Veröffentlichung der Marke erfolgt ohne Genehmigung oder Unterstützung durch den Markeninhaber. Alle Warenzeichen und Marken in diesem Buch dienen nur zu Klärungszwecken und sind Eigentum der Eigentümer selbst, nicht mit diesem Dokument verbunden.

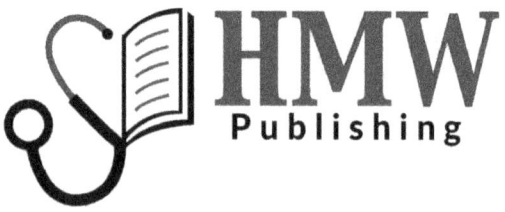

Für weitere tolle Bücher besuchen Sie uns:

HMWPublishing.com